JN327933

死に逝くひとへの化粧

エンゼルメイク誕生物語

Kobayashi Teruko
小林照子

太郎次郎社エディタス

生と死をつなぐもの――はじめに

エンゼルメイクという言葉をご存じでしょうか。天使のようにかわいくメイクすること？　そういう意味もあるかもしれません。天使のように優しくメイクをすること？　そうかもしれません。天使にメイクをすること？　ええ、それもあります。メイクで天使が舞い降りる時間をつくること？　それも近い、近い。

私は二〇〇一年一月にエンゼルメイク研究会を立ち上げました。簡単にいえば、亡くなった方への最期のメイクがエンゼルメイク。言い出しっぺは同姓の小林光恵さん（漫画『おたんこナース』原作者）で、彼女は看護師の経験から病院で亡くなった方のケアに疑問をもち、いつかは死後のメイクおよびケアに関して、実質のある発信をしたい、と考えておられたそうです。

たまたま本の取材でやってこられ、その後も、折りあるごとに熱く死後のケアのことを語られました。

　私自身、どういうわけか、若い頃からずっと知人たちの最期の化粧をしてきましたので、いずれこの経験や知恵をもっと広く伝える必要があると思っていました。

　始めは同業者（メイクアップアーティスト）がリタイア後に、後半生を有意義に過ごすために看取りのメイクをするのもありかな、と考え、実際にその準備で動きはじめたぐらいでした。

　しかし、二つの理由でそれは断念しました。私のように五〇数人もの方に死後のメイクをするのは極めて稀だというのが、その一つ。もう一つは、ではどこで看取りのメイクをするのか、ということです。考えられるのが病院ですが、死後の化粧に理解のある病院は、実はごく少なかったのです（未だに少ないですが）。だから、そこに行って「やらせてください」といっても、門前払いをくらうだけです。

　しいてもう一つ挙げれば、私のやってきたように無償でやれる人がどれくらいいるだろうか、ということもありました。

　そういったときに光恵さんが現れたのです。そうか……看護師さんがやるのがいちばんいいかぁ。光恵さんのように死後のケアに十分に取り組めないことで悩んでいる看護師さんが、もしたくさんいるのであれば、やりようがあるかもしれない……。

その辺の経緯やエンゼルメイクの考え方は本文にゆずるとして、エンゼルメイクを違う言い方でいうと、生と死をつなぐもの、といえると思います。一度、断ち切られた生と死をつなげて、家族を含めての看取りの時間に変えるもの、それがエンゼルメイクです。

将来的には在宅介護・医療が進んで、自宅で亡くなる方が増えていきそうです。そのときには、エンゼルメイクは家庭に入っていくことになります。実際のところ、光恵さんは一般の人向けのエンゼルメイク講座をすでに始めておられます。


ノンフィション作家の柳田邦男さんが、がんの取材を始めたとき、当時の国立がんセンターの研究所長が、「死とはなにか」と尋ねる柳田さんに、「死とは、その人の人生が短期間にインテグレート（集積）されて出てくるものではないか」と答えたそうです（朝日新聞夕刊「人生の贈りもの」、二〇一二年一〇月二三日）。

その意味がなんとなくわかります。ここには死を含めて人生だ、という意味合いがよく出ています。できればその感じを断絶なしに遺族にも伝えたい。そのために、私は故人の元気だった頃のことを思い出しながら、メイクをしています。

いまや全国で三四〇の病院（二〇一二年一一月末現在）がエンゼルメイクに取り組んでいます。いろいろなボランティアをやってきましたが、社会的な浸透度でいえば、これがいちばんかもしれません。

じつは私の人生の大きな柱の一つである「教育」に時間を割きたくて、その各種ボランティアを整理したのが、ここ最近のことです。定員三〇～四五名という小さな、小さな美容に特化した通信制の高校をつくり、今春からは京都に姉妹校ができます。

ただエンゼルメイクだけは、我が人生の友人たちにしてきたものですから、まだご用命があれば、その場に臨むつもりでおります。

たくさんの方がこの本を読まれ、別の看取りの在り方があることに思いを馳せるようになってくだされば、それに過ぎる喜びはありません。

小林　照子

※エンゼルメイク研究会では、生と連続したケアとしてエンゼルメイクがある、という考えから「遺族」という言葉を極力使わないようにしていますが、本書では適宜「家族」との併用をしています。

死に逝くひとへの化粧

もくじ

死に逝くひとへの化粧――――目次

3章　看護師さんたちが待ち望んでいたエンゼルメイク

1章

メイクは「生」とも「死」ともかかわる

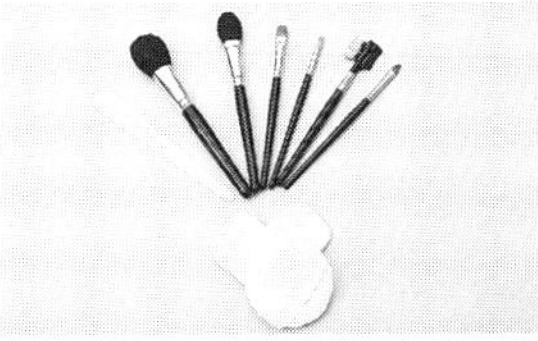

1　肉親の死で感じたこと

幼少期の経験

●父の死

私が初めて死と向き合ったのは、六歳のときです。

昭和一六（一九四一）年、太平洋戦争が勃発した年に、父は体調を崩し、そのまま病院で亡くなりました。大雪の、寒々とした日でした。

そのときの光景は、いまでも強く印象に残っています。着物姿でふとんに横たわる父のまわりを家族や親戚が囲んで、あれこれ話したり、父の顔をのぞき込んで声をかけたりしていました。

私は、部屋の隅で大声をあげてわんわん泣き続けていました。まわりのひとは、

「お父さん子だったのね。あんなに泣いて」

と、私のことを不憫に思ってくれたようですが、私は悲しくて泣いていたのではありません。誰彼が父の顔にかかった布を持ち上げるたびに、私の目線の先に、父の鼻に詰め込まれた脱脂綿が見えて、それが怖くて泣いていたのです。

理不尽というのか、権威をもっていた父親が貶められている気がしたのか、あるいは反応のない肉体を封じる魔除けに見えたのか……うまくいえないのですが、何か得体のしれないものがそこにある、という感覚が強くありました。

両親は、私が三歳のときに離婚しました。最初、私は母方に、兄は父方に引き取られたのですが、私が強く兄を慕っていたこともあって、きょうだい別々に暮らすのはかわいそうだからと、母は私を手放すことにしたそうです。それで私も父のもとで暮らすようになったのですが、やがて父は再婚し、私たちには新しい母ができました。

その二番めの母が、私を父のそばへ寄せて、

「お父さんのお顔をよく覚えておきなさいね」

と、顔の布をはずしてくれるのですが、白い脱脂綿につい目がいって、もっと大きな声を上げて泣いてしまいました。

以来、私にとって死は「怖いもの」であり、できれば「近づきたくないもの」となりま

した。その感覚は、長じてからも消えることはなく、誰かが亡くなったと聞けば、父のその日の様子を思い出したものです。

●義母の実家・山形へ

父の死後、兄はそのまま継母と暮らすことになりましたが、私は大人たちの話し合いの結果、継母の兄夫婦にもらわれることになりました。兄夫婦には子どもがいませんでした。私にとっては二人めの父と、三人めの母でした（この母が亡くなったのは私が一八歳のときで、呉服屋に白い反物を買いに行き、私一人で死装束の着物を縫いました）。

昭和二〇（一九四五）年、春、東京は大空襲に遭います。日本橋で家具メーカーから転身し、防空資材をつくっていた義父の店舗は全焼しました。東京の街は見渡すかぎり焼け野原と化し、私が生まれ育ったあの賑やかな東京の姿は見る影もありません。

店を失い、東京での暮らしに危険を感じた私たち一家は、義母の故郷である山形県の庄内地方に疎開することになりました。山形へは汽車で何十時間もかかったのですが、その疎開列車は満員どころの騒ぎではありません。二人掛けの席に無理矢理四人で座り、通路にもひとがぎゅうぎゅうに押し込まれ、荷物を置く棚にもひとが乗っている有り様で、

〝すし詰め状態〟とはこういうことをいうのだと、幼いながらに思ったものです。

とにかく身動きもできず、トイレにも行けず、みな一様に押し黙って、ただただじっと目的地が近づくのを待つだけです。汽車の石炭の煙でススだらけになりながら、ようやく山形に到着することができました。

駅に降り立ったら、今度は路面が凍結して歩くことができません。底がすり減った革靴を履いていたのですが、情けないほどよく滑ります。何度もこけつまろびつしながら、必死で義母の親戚の家にたどり着きました。

おばあさんが教えてくれた温冷ケア

●ひどいしもやけ、あかぎれ

東京の都会暮らしに慣れていた私にとって、山形での日々は戸惑いの連続でした。

まず、地元のひとたちの話す言葉がまったくわかりません。そればかりか、私が彼らと違う言葉を使ったために、子どもたちにバカにされたり、石をぶつけられたりしました。先生の言葉もわかりませんから、全体に勉強が遅れがちになります。

なかでも、山形の張りつめた、文字通り凍える寒さは堪（こた）えました。ひと晩で雪が何メートルも積もり、革靴ではまともに歩くことができません。見るに見かねた近所のおじいさんがわら靴をつくってくれるまでは、すべって転んでばかりいました。

そのうちに、顔も、手も、ひびやしもやけ、あかぎれにやられてしまいました。戦争中の栄養失調も影響していたのでしょう。肌はひび割れ、血がにじんで、それはひどい状態でした。

クラスの男の子に「きたない顔だな」と心ない言葉をぶつけられました（もちろんひどく傷つきました）。

そんな私を助けてやろうと思ったのでしょう。近所のおばあさんが「照子ちゃん、かわいそうに」と家に来てくれました。

おばあさんは、バケツを二つ用意し、一つには熱いお湯を、もう一つには冷たい水を入れ、それぞれのバケツに交互に手足を浸してごらんと教えてくれたのです。

いわれるがままに、まずお湯のほうにおそるおそる手足を浸してみました。すぐに「あちち！」とがまんできなくなり、今度は冷たいほうにひやっと浸します。ふたたび、熱湯に入れ、また冷たいほうへ。最初はお湯も水も染みてヒリヒリと痛かったのですが、繰り返すうちにだんだんと手足だけでなく身体全体がぽかぽかと温まってきました。

だいぶ具合がよくなった頃、おばあさんがにこにこしながら、

「これを毎日続けてごらん。しもやけやあかぎれが治って、痛みもなくなり肌もきれいになるから」

と教えてくれました。

いわれたとおり、毎日続けていたら、一週間ほどであんなにひどかったものがすっかり治ってしまいました。

手足を温めたり、冷たくするだけで、ひどい肌荒れが治り、それも顔まできれいになってしまうなんて……魔法みたい！　と飛び上がらんほど喜んだものです。

●北国のひとの知恵

もちろん、美容家となったいまではその理屈がよくわかります。

体を温めると血管が広がり、冷やすと逆に血管が収縮します。「温める」と「冷やす」を交互に繰り返すことで、血のめぐりがよくなります。血行がよくなると、全身にくまなく張りめぐらされた毛細血管のすみずみにまで血液が行き渡ります。

血液のなかには体の維持、活性化を促進する栄養素が含まれていますから、全身にわたってそれが届けられ、不要な老廃物は回収され、いずれ体外へ流されることになります。

血行がよくなれば、「代謝」も盛んになります。代謝とは体外から取り入れた無機物や有機化合物からエネルギーを得たり、逆にエネルギーを使ってタンパク質などの有機物をつくることをいいます。代謝がよくなると、身体のコンディションが整い、それにともなって肌のコンディションもよくなります。

北国のひとは、寒さの厳しい土地で生きる知恵として、患部を温めたり冷やしたりする方法を編み出したのでしょう。

生者と同じ化粧

●温冷ケアの普遍性

この話には続きがあって、私のコーセーの美容部員時代のこと。山形での経験を思い出して、お客様に蒸しタオルを活用したところ、いろいろな肌のトラブルをもつ人たちが、どんどんきれいになったのです。そのとき、あ！　山形のおばあさんはすごい！　と再認識しました。

私がメイクをする際は、クレンジングのあと蒸しタオルで顔を温めます。タオルを顔にのせた瞬間、みなさん、すーっと体の力が抜けてリラックスするのがわかります。十分に肌が温まり、顔色がよくなったところで、再び温かいタオルで清拭し、美容液を与え、次に化粧水をたっぷり含ませたコットンで肌をクールダウンします。

このひと手間をかける、かけないでは、ファンデーションや口紅などののりが全然違います。おのずとメイクの仕上がりも違ってきます。

山形で実地で温冷ケアの効き目を教えてもらったことが、あとあと生きてきたのです。

●本来の姿に

〝死〟を怖れ、忌避していたはずの私が、これまでに五〇人以上の知人に最期の化粧をし、見送ってきました。

その転換点がどこにあったかはまた後で述べるとして、たいていのひとは、死化粧（しにげしょう）というと、白塗りに頬紅がべったりと付いたものを思い浮かべるのではないでしょうか。しかし、私のメイクは死者と生者で基本的な違いがありません。

闘病、そして死は、顔の印象をがらりと変えてしまいます。日々接する家族でさえその変化に心をいためるのです。長く続く苦痛は表情を歪め、生気を失わせます。病状や投薬により、むくみや黄疸、るいそう（痩せの状態）などが出るひともいます。

たいていのひとは入院着を着たまま亡くなり、その方らしい身だしなみを整えることもできないままです。亡くなってから少し時間が経つと、血色がなくなり、皮膚は乾燥し、硬直などいわゆる死後変化が始まります。

私は、こうした闘病や死による変化を正し、元気なときの、本来の姿にできるだけ近づけようとメイクをします。

最期の化粧の実際のエピソードは2章にゆずりますが、相手が男性でも女性でも、年齢がいくつでも、どんな状態で亡くなっても、最初にするのが、山形のおばあちゃん直伝の「温冷ケア」です。

●つらさを和らげる

死者と生きているひとで同じケアでいいのか、と思うひともいるかもしれません。

もちろん、火葬場の都合で冷凍保存などした場合は別ですが、人間の身体は息を引き取ってしばらくは細胞はまだ生きています。ですから、亡くなったひとの顔に蒸しタオルを当てると、肌がゆるんで皮膚の汚れの除去になるだけでなく、温かくなり、乾燥していた肌がしっとりと潤いを取り戻します（エンゼルメイクに看護師さんが適しているのは、死後の時間経過の問題もあります）。

さらに、クレンジング・マッサージクリームを使って顔のマッサージをすると、苦痛でこわばった表情も、みるみるうちに穏やかになり、テープやチューブなどによる痕（あと）も、軽度なものでしたらマッサージで消すことができます。

これから先は、化粧水、乳液、ファンデーション、チーク、口紅……と続くのですが、これも生きているひとへのメイクと同じ流れです。少し違うのは、死化粧の場合は、最終的に穏やかに眠っているような安らかな印象をつくることです。

共に苦しみを味わってきた家族にとって、死に顔が安らかだと、それだけで一つの救いです。死の悲しみは、とうてい消せるものではありませんが、故人が元気だった頃の姿がよみがえれば、そのつらさを少しでも和らげることができるだろうと思いながら、私はいつも亡くなったひとの肌に触れています。

2　死化粧のリハーサル？

演劇のメイクをやりたくて

もう少し私のライフヒストリーを続けます。というのは、メイクの仕事を振り返ると、〝死〟と関連する、意外なことを思い出すからです。

私が美容の世界に入ったのが二〇歳のとき。その後、二三歳で小林コーセー（現コーセー）本社に美容指導員として入社し、現場を知るために山口県のコーセー化粧品取扱店の美容部員として出張し、通い詰めたときに、〝ある経験〟をしています（これはのちに述べます）。

●先輩たちへのメイク

私が二〇代のときに、主にメイクしたのは三〇代、四〇代の女性たちです。働き盛りの彼女たちが次第に老いに向かっていくのに歩調を合わせて、私はメイクの経験を積んできました。

そのうちに、彼女たちのなかにも五〇代に差しかかるひとが出てきます。老いの自覚を口にするひとも現れます。もっと年配の方のなかには病気がちだという噂が聞こえてくるひとも出てきます。

私が最期の化粧を頼まれることが多くなったのも、その頃のことです。

加齢は差別なくやってくるもので、今度は私が〝老い〟の真っ盛りにいます。先頃、夫を亡くし、心ならずも死化粧を施しました。

いまは、後でも触れるように、高校生を相手に学校を開き、メイクの考えや方法を教えています。彼女たちのピンとした、みずみずしい肌に触れるとき、ああ、ひと巡り巡ったなぁ、と思うのです。

この仕事はひとの一生に携わる仕事なのだと、最近、つくづく思います。

●皮膚病の再発

ちょっと先走りしすぎました。疎開先の山形から東京に出てきた経緯を語らなくてはなりません。

私は、卒業した小学校の給仕をしながら、一八歳で友人たちと演劇サークルをつくりました。私が主催者で、メンバーには大工さんがいたり、結核患者がいたり、多彩でした。その頃は、クラシック音楽をみんなで聴いたり、読書会を開いたり、人が集まって知的なことをしようという熱気がありました。演劇もその一つでした。

地元を中心にあちこちで公演活動をしていたのですが、自分が舞台に立って脚光を浴びるよりも、裏方で舞台装置や衣裳をつくったり、メイクをしているほうが性に合っていることに気づきました。

美容の道を目指したのは、メイクを覚えれば、いずれ演劇の世界に近づくことができると考えたからです。役柄に合わせて役者を変身させること、キャラクターづくりに興味があったのです。王様もつくれば乞食もつくる、老人もつくれば若い子もつくる、というのが演劇のメイクです。

私は、メイクとは個性を表すもので、決して画一的で決まったものではない、と考えていますが、演劇の世界に進みたかったことを思えば、ごく自然な発想だとわかっていただけるのではないでしょうか。

当時はまだ「メイクアップ」などという言葉はありませんでした。化粧ではなく「メイク・アップ」つまり「(個性を)つくり・上げる」それも「丸ごとつくり上げる」こと、それが私のしたかったことです。

美容の先端を学ぶには東京だということで、二〇歳のときに渋谷の美容学校の夜間部に入りました。それから一年半が研鑽の時間です。

●ひとの痛みに敏感

疎開の話になると、いつもは温厚なのに、激しやすくなるひとがいます。よほど疎開先でのいじめがきつかったのだろう、と想像し、同情をします。

私自身が同じ経験をし、それにうら若い乙女なのに荒れた肌をしていたことで、二重につらい思いをしました。

山形から東京に戻ってから、また肌の荒れが始まりました。原因はわかりませんが、たぶん東京の水や空気が合わなかったのでしょう。その頃、私は、昼間は保険会社のセールスをしながら、夜間の美容学校に通っていました。訪問営業でひとに会わなければいけないのに、顔がひどくただれ、非常に恥ずかしい思いをしました。

例によって温冷ケアで半年ぐらいで治りましたが、とにかくそのときはひとの視線が気になって仕方がありませんでした。ひととできるだけ目を合わせないように下を向き、肌の露出も極力少なくなるようにしていました。

自分にコンプレックスがあると、相手にそんな気はないのに、「いま、私のこと見て笑ったでしょ」「好奇な目で見ているでしょ」とひがみがちになります。

不思議なもので、コーセーに入社してからは一切、自分の肌の問題で悩んだことがありません。正しい肌の知識や手入れ法を学んだからかもしれません。

もし私に肌のコンプレックスがなかったら？　と考えることがあります。きっとメイクの幅や深みのようなものが、いまより欠けたかもしれない、と思います。

だいぶ古い話ですが、一歳の娘をおぶって上野駅構内を歩いていると、ホームレスのひとが血を吐いて、うずくまっているのに気づきました。苦しそうに、肩で息をしている姿を見て、居ても立ってもいられず、「大丈夫ですか？」と駆け寄りました。

彼は口元に手を当て、もう片方の手で「向こうへ行け」というようなしぐさをしました。背中の赤ん坊に悪い影響を与えてはいけないと思ったのでしょう。

私は交番に駆け込み、警察に助けを求めました。そのあと、そのひとがどうなったかはわかりませんが、私は苦しんでいるひとを見ると放っておくことができません。

それはおそらく看護師で、思いやりのかたまりのようだった母親の気質を受け継いだこともあるでしょうが、思春期にかけてコンプレックスをもったことが大きいのではないかと思っています。

●四方一両得

学校を修了し、二二歳で進路選択を迫られました。同級生たちはみな美容院に就職しましたが、私のやりたいことは演劇のメイクアップの仕事です。どうすればいいのだろうと途方に暮れていたところ、新聞の求人広告が目に飛び込んできました。化粧品会社の小林コーセーが、美容指導員を募集しているというのです。

美容指導員とはどういう仕事をするひとなのか、よくわかりませんでしたが、とにかく化粧品会社に入れば、メイクの仕事ができるはず、と胸を高鳴らせて応募しました。あとで聞くところによれば、就職試験はかなりの倍率で、三人しか採用のないところにものすごい数の応募があったそうです。結果的に、私を含めて六名が採用されましたが、私以外はみな大卒のひとでした。

ところが、せっかく難関を突破したのに、みんなバタバタと辞めていきました。

新人六人は、「まず現場を知ること」というので美容部に配属されたのですが、学歴の高いひとたちは、町の化粧品店で働くなどプライドが許さなかったのだろうと思います（彼女たちも「美容指導員」が何たるかを知らなかったのでしょう）。

一方、メイクアップをやりたかった私は、化粧品店はいろいろなひとがやってきて、メイクのしがいがあると嬉々としていました。

当時、私はじつにけなげな考えの持ち主でした。お客さまにとっていいことをすれば、お店（化粧品店）にとってプラスになり、会社も潤い、それは回り回って私自身にもプラスになる――そういう四方一両得のような仕事をしよう、と思っていました。

実際に、結果としては会社の売上増に貢献できましたし、それは販売店の懐を温める助けにもなったでしょうし、メイクをしたお客さまからはじかに好評の声をいただくことができました。おまけに私自身、メイクの腕がずいぶん上がったという自覚がありました。

やはり仕事は目的をもって、喜んでやったほうが勝ちです。

●我流のメイクで押し通す

入社して最初の二年は、山口県が私の美容指導の担当地域で、商売道具でパンパンにお腹の膨らんだトランクを提げて、県内の化粧品店を毎月二四、五店、休みなしで二年間、隈なく回りました。

　当時は新幹線などありませんでしたから、東京から山口まで夜行列車で一日半もかかりました。それも、出費を抑えるために、寝台車ではなく、三等車の固い座席で、直角の背もたれに背中を預け、時折、車内を立っては歩きしながらどうにかやり過ごし、ようやく翌々日の夜明けに目的地に到着するという、いくら二三歳と若かったとはいえ、きわめてハードな出張でした。

　毎回、二五日ほどの長期ロードでした。安宿を転々としながら、休みなしで朝から晩まで各地の化粧品店を回ります。演劇の世界でいえば、ドサ回りというやつです。

　選挙であちこち遊説していると、目を覚ましたときに自分がどこで寝ているかわからなくなるとよくいいますが、実感としてわかります。旅館というのは、どこも似たようなつくりで、それも安宿になれば判で押したようなものばかりなので、よけいに前の晩との区別がつきません。

　お店は、そのうち何度も足を運んで顔なじみになってきます。「いやあ、また来たね」とか「お客を呼んどいたからね」などと情のある言葉をもらえるようになります。

初めての長期ロードに出る前に、本社で教わったのは、アイラインは目尻を五ミリ上に上げるとか、眉山（まゆやま）の位置は眉頭（まゆがしら）から三分の二に……などといったことばかり。それも、西洋人を基準にして割り出されたものを、東洋人に移し替えただけのものです。

ひとにはそれぞれ個性があるのに、全員に同じメイクをするのはおかしい。美容学校に通っていた頃からずっとそう感じていましたから、私は、山口では会社から教わったこととは別のことをやってみよう、と考えました。

当時、都会はまだしも田舎では、化粧はご商売の女性がするもの、ぐらいの意識でした。明らかに化粧をしたということがわかっては、ご近所で立つ瀬がない、という状況でした。

私のメイクはスキンケアから始めるので、そこでまず警戒感が薄れます。ごく自然な感じに見えるメイクなので、家族やご近所にとやかくいわれる心配がありません。いままでの指導員と違う私のメイクの方法を見て、化粧品店のおばちゃんが、

「彼女に任せておけば大丈夫だよ。自然な感じにやってくれるから」

と、まわりに宣伝してくれたのです。そのおかげもあって、通常はどんなに大きな店でも一日に一〇〇人、二〇〇人程度が一般的なのですが、多いときで一〇〇〇人以上が押しかける人気でした。

朝から晩まで、一日中立ちっぱなしで、食事もろくにとれませんでしたが、私は喜んでメイクをしていました。

死者の群れ

●眠り姫……いいえ……

約一か月、山口県内を奔走し、同じく夜行列車で東京に戻り、本社で報告書を提出したり、出張費の精算をしたり、新商品の説明を受けたりして、また山口巡業に出かける……。その繰り返しの二年間でした。

じつは、あとで知ったのですが、山口県はコーセーでは鬼門の県の一つだったのです。コーセーの立ち上げ時にご協力をくださった方々がいて、とても影響力をもっていたのだそうです。商品が気にくわなければ突っ返すなど、日常茶飯事とのこと。

会社とすれば、新米の私をほんのつなぎのつもりで投入したらしいのですが、けっこう頑張っているようだし、数字を見ても結果を出しているので、これはめっけものだ、ぐらいに思ったのかもしれません。

本社は数字を見て安心し、何も細かいことはいってきませんから、私とすれば、山口は自由に何でも試せる、願ってもない場所でした。

というわけで、私は二年間、山口でほんとうにへとへとになるまで、働きました。余りにも忙しく、移動のバスが転覆してくれれば、解放されるのになぁ、などと思ったりしたものです。

それでも、次の店に行けば、やる気百倍になってメイクをし始めるのですから、我ながら自分のやる気スピリットには感心します。

私が行く取扱店は小さなお店ですから、お客用の美容チェアが一脚もあればいいほうで、私はお店の奥の座敷などを使わせてもらっていました。

畳に横になってもらい、マッサージしながらスキンケアを始めると、そのうち気持ちよさそうに眠ってしまいます。パックをして寝かせたままにし、次のひとを呼んでまたスキンケアを始めると、また気持ちよくなって眠ってしまいます。またパックして、次のひと……とやっているうちに、ずらーっと眠り姫が、いや失礼を承知でいえば、まるでトドが群れをなして横たわっているよう。

その眠っているトド、いやご婦人連にファンデーションを塗り、眉を描き足し、ナチュラルな色で潤いの出るリップをのせ、うっすらとチークを入れていきます。

最後まで行き渡ったときに、

「はい、みなさん終わりましたよ。おつかれさまでした」

と声をかけると、むくむくと起き上がり、それぞれ鏡に自分の顔を映し、

「なんだかお肌がつやつやしているわ！」

「若返ったみたい！」

などと華やいだ声が上がります。

一人ひとりに使ったスキンケアや化粧品類は、すべてカルテに記しておきます。ご要望のある方には、それをお伝えします。「花形（私の旧姓）さんが使ったのと同じものを使ってやればいいのね」と評判は上々。なかには、その日使った商品をフルセットで購入する方もいました。

こうして、私は二年間の山口巡業で、つねにトップクラスの売上を上げることができました。二年で山口長期ロードは終了しましたが、最後の旅ではあちこちでお別れの会を開いてくれました。

●意図せざるシミュレーション

先にトドなんてだいぶ失礼なことをいいましたが、じつはもっと失礼なことをいいまいおうとしています。

ひとが眠っている間に覆い被さるように化粧をする――これって〝死化粧〟の練習だったのではないかしら。

ふだんは一対一で、椅子に座ったお客様にこちらからいろいろと話しかけながらメイクをするので、よほどの睡魔に襲われなければ、眠りにつくことはありません。しかし、化粧品店では一人ずつフィニッシュまでやっていたら、あとのお客さんは退屈で帰ってしまいます。

それで、自然と眠ったひと（眠らせたひと？）をまとめてやるようになったのです。眠りから醒めたときがフィニッシュです。

安らかな眠りを破らないように天使の羽で触るようなタッチでメイクをする――この呼吸をいつしか体得して、死に逝くひとへの化粧へとすんなりと入ることができたのではないか。

いまの私はそう思います。

メイクのことで私は生者からたくさんのことを学びましたが、死者からも多くのことを学んできました。

●ひとを蘇生させる力

私は「ナチュラルメイクの開発者」として紹介されることも多いのですが、それはこの山口巡業時代の経験が生きているのだと思います。

以前は、ナチュラルメイクというと、「なるべく自然に近いものを使うメイク」「手抜きメイク」と勘違いするひとがいました。なかには口紅だけつけて、あとは自然なまま、というひとがいましたが、それでは顔全体のバランスが崩れるだけです。

私が提唱するのは、化粧をしているのか素顔なのかわからないけれども、バランスがとれていて、みずみずしい肌で輝いて見えるメイクのことです。

こういう例を出すとわかりやすいかもしれません。

私がメイクをしたひとで、余命いくばくもないといわれてから10年長生きしたひとがいます（彼女が五九歳のときにお会いしました）。その方は六九歳で亡くなったのですが、解剖したら、肺が全部石灰化していたといいます。「冬になると私は寝ています」とおっしやっていたので、何か呼吸器に問題があったのだろうと思います。

彼女が初めて私のところに来られたときに、ひと目見て、眉が下がっているのが気になりました。「いつもひとの愚痴ばかり聞いているんでしょ」というと、「そうなんです」といいます。

それでメイクをし、眉を少し上げて曲線を入れてあげると、彼女の元にやってくるひとがみな愚痴をいわなくなったといいます。しかも、彼女の化粧が変わり、眉毛も変わったことに誰も気づかなかったそうです。

彼女が、とても不思議だ、自分もメイクの勉強を始めたい、それもひとのためにメイクをやりたいというので、1年半、不定期で通えるコースをつくりました。彼女は見事、皆勤賞でした。

彼女が亡くなったあとで息子さんが菓子折を持ってきて、いろいろな事情を話してくれました。余命も限られているし、やりたいことをやらせてやろうと家族もメイクの勉強に賛成したらしいのです。

自分でいうのも何ですが、ナチュラルメイク恐るべし、とお思いになりませんか。

●認められた小林流

修業時代だけで話を終えるのも中途半端なので、山口以後のことを足早に述べておきましょう。それに、のちに触れる六〇年代のファッション界の息吹は、2章でゆかりのひとに触れる場面にも登場しますので、予行演習のつもりでお読みください。

二年の山口巡業を終えて、東京の本社に戻ると、少しずつ大きな仕事を任されるようになりました。山口県での実績が買われたのだと思います。

最初に任されたのは、美容指導員として若手社員に販売の話法を教える仕事でした。販売が得意なのだから、どんなふうにお客さまに商品をすすめているのか、そのテクニックをほかの社員にも伝授しなさいということでした（話法の講師は外部から招いた方でしたが、彼女は私が初めて死化粧を施した方です）。

しかし、私は二年間、ただ、ひたすらお客さまに気持ちよくなって帰っていただいただけです。それに、会社の研修でいわれたことは、一切やりませんでした。お客さまに化粧品を差し出すときは、手を添えなさいとか、お客さまの手にクリームを塗るときには、しっかりとその手を握って信頼感をもたせる、といったことでしたが、私は不良美容部員で通しました。

ですから、私にセールスの話法など教えられるはずがありません。

どうしようと思い悩んでいる間にも、予定の日が迫ってきます。ギリギリになって、社内の先輩に正直に告白しました。

「自分はスキンケアやメイクならできますが、販売話法など教えることはできません」

「じゃあ、どれだけメイクができるか、試しに美容部長のメイクをしてごらんなさい」

そう促されました。

私は入社当時、その美容部長（初代の方）からメイクの基礎を教わりました。あの「眉山は眉の三分の二のところでつくって、三分の一は下げる」「アイラインは目尻で五ミリ上げる」というセオリーです。ひとにするばかりか、彼女自身がまさにそういうメイクのひとでした。それがきつい印象を与えることもあって、社内の若手にとって近寄りがたい存在となっていました。

本来は、ぽっちゃりしたかわいらしい女性なのです。

私はいっこうに怖くありませんから、「ようし、部長をとびきりかわいらしい印象にしてみせよう」とわくわくしながら、メイクを始めました。見物人はみな、「あの部長を相手に度胸あるわね」という目で見ていましたが、メイクが進むうちにどんどん印象が変わり、みんなが「素敵」「かわいい」と褒め出しました。

私がチャーミングな印象につくると、部長は「テコちゃん（私の愛称）はメイクが上手ね！」と褒めてくださいました。でも、しばらくするとまた元のメイクに戻るのです。それでも、次第に重用してくれるようになり、大女優やトップモデルの撮影のときには必ずといっていいほどご指名をいただき、アシスタントとして同行させてもらいました。そのうちに、私のしたメイクも直さないようになりました。

私はこのひとのあとに美容部長になりましたが、のちに述べるように彼女に最期のメイクができなかったことをいまでも悔やんでいます。

●チェンジの時代

やがて教育部門のメイク指導を任され、さらには社内初のマーケティング部門の美容研究室という新しいセクションの一員に抜擢されました。

昭和四〇年、私は三〇歳になっていました。その頃から「個性の時代」といわれるようになり、画一的なメイクや白粉に赤い口紅といったありきたりのメイクではない、一人ひとりの個性に合ったメイクのための化粧品が求められるようになりました。

コーセーも、そんな時代の変化に対応すべく、新商品開発のための新しいセクションを立ち上げました。女性向けの商品をつくるには、やはり女性の感覚が必要だということで、私はその責任ある立場を任されました。

私は、山口県でたくさんの女性に触れて、「彼女たちが本当に求めるものは何か」を実感として知っていました。それは、男性が求める白粉に赤い口紅のおとなしそうな女性像ではなく、健康的でいきいきとした、明るく活発なイメージであり、一人の女性として自立したイメージです。

その願望を掬い取って、新しい商品を次々に開発し、いずれも大成功をおさめました。

これには時代も大きく後押ししてくれたと思います。世界中がエネルギッシュだった六〇年代。流行の発信地のニューヨーク、ロンドン、パリでは、それぞれに革新的な変化が起きていました。

フランスは何といってもイブ・サンローランの登場を抜きに語れないでしょう。パンタロンや女性用スーツなど、触れるべきことはたくさんあります。革新的といっても、価値のあるものにお金を投じるのがフランスの文化ですが、ニューヨークはある意味、使い捨て文化です。どんどん新しいものを求めて、新陳代謝を繰り返すイメージです。日本もまた高度成長期の、大量生産大量消費の使い捨て文化の時代に入り、アメリカの影響が色濃くなってきます。

それに対してロンドンは、古い歴史をもちながらも、それを打ち破ろうとする気概に満ちている、クリエイティビティ旺盛な国です。ファッションではモッズと呼ばれるスタイルが、音楽ではビートルズが登場します。六〇年代後半に世界中で大流行したミニスカート、これはマリー・クワントが売り出したものですが、ロンドンから火がつきました。それを身に着けた小枝のようなモデルのツィギーが来日して、大騒ぎになりました。

そうしたロンドンの文化も日本にどんどん入ってきて、ファッションが変わる、音楽が変わる、価値観が変わる……私がマーケティングを任されたのは、まさにその夜明けのような時期でした。

●ニューヨークでウエルカムパーティ

私は先に挙げた都市のなかではニューヨークがいちばん好きで、休みの日になるとメイク道具を持って飛行機に乗り込み、友人のヘアーデザイナーであるミワのアパートメントに転がり込みました。

彼女はヴィダルサスーンのヘアーデザイナーで、ボブとかキャリアウーマンのカットに優れたひとで、いろいろな顧客をもっていました。

私が行くと、「テルコが来た。ウエルカムパーティをやろう」とあちこちに声をかけてくれ、彼女がヘアー、私がメイク担当で、それこそ汗みずくになりながら、ニューヨークのキャリアウーマンを変身させていました。

日本でも「個性の時代」へと移りつつあったとはいえ、ちょっと変わったメイクをすると、まだ「目立つんじゃない？」と尻込みする女性が多かった頃です。それがニューヨークへ行くと、思いっきり自分の考えを表現できるのですから、とても気分爽快です。

私はニューヨークで働きたいと何度、思ったかしれません。もし子どもがいなければ、きっとそうしていただろうと思います。

会社でマーケティング部門にいると、二年先のことを考えて仕事をしないといけません。男性陣は過去のデータを集めて、未来予測ができると思っていましたが、私は肌で流行の向かう先がわかる感じでした。それはこのニューヨーク体験が大きかったと思っています。

3「触れる」ことの意味

触れると癒される

●遺族の未整理の感情

いま亡くなるひとの八割は病院で息を引き取るといいます。病院では、「ご臨終です」の医師の言葉のあとに、親族は病室から出され、看護師さんが簡単な死後の整えをします。これを「死後処置」といいます。

病院にとって「死」は余分なもの、あるいは「付け足し」みたいなもので、できれば早々に専門の業者に引き渡して、次の生者を相手にしたい、というところでしょう。ドライな言い方をすれば、診療報酬に死後の処置は含まれていませんから、病院の管轄でないことは確かです。

しかし、あとでも触れるように、看護師さんのなかにはおざなりの処置では、「患者さんに悪い」と思っている人がたくさんいます。

家族もじつは感情の整理のつかないまま、病院にはしきたりがあり、まして「死」に関することだから、決まった慣習があるのだろう、いわれたことに従おう、とおさめてしまっていることが多いのではないでしょうか。

ひとが亡くなれば、死亡届けから始まって、次から次へとやることがあります。その事務的な忙しさが「死」の悲しみを紛らせてくれる、というひともいます。

しかし、なぜ最期の時をもっと充実して過ごすことはできないのか。

看護師さんがしていることを、なぜ親族はできないのか。顔に触れ、手に触れ、足をさすり、着替えをさせ、化粧を施し、なぜ送ることができないのか。そういう単純な疑問をもつひとが増えてきています。

ひとの肌に「触れる」ことの不思議はこの本のなかでたっぷりご紹介しますが、私自身が生者ばかりか死者にもメイクを施してきたこともあって、病院での看取りの時間にも変化が必要ではないかと考えるようになりました。

遺族や看護師が故人に「触れる」ことで、ひからび、硬直した時間がもっと潤いのあるものに変わります。そのことは2章をご覧になるとよくわかることと思います。

●皮膚はものをいう

長いことひとの肌に触れる仕事をしていると、肌を通していろいろなことを学びます。これは私に限った話ではなく、一つのことを長く続けているプロであれば、みんな何がしか独特なものを会得します。

テレビで扱っていたのは、どこかの商店街の惣菜屋のベテランのおばさんです。彼女は、さっとひと盛りするだけでぴたりと規定の重さを量りにのせることができます。あるいはベルトコンベアーで次々に流れてくるパッケージなどの表面の微細なデコボコをコンピュータが見逃し、人間の目視でチェックするということもあるそうです。ベテランの床屋さんで、髪の毛を触ると、将来、そのひとが禿げるかどうか、わかるというひとがいます。長年の経験から割り出した独自の法則があるそうです。

私は、皮膚はものをいう、と思っています。たとえば血色が悪く、肌につやや張りがないという場合、内臓疾患の疑いがあります。長く患っていれば、気分が晴れることのない、陰鬱な日常が想像できます。

肌がものをいう、というのは、そういう情報を目や指で掴んでいるということです。感じたままを相手に伝えると、「なぜわかるんですか？」と驚かれます。顔に何らかのコンプレックスがあったりすると、それにまつわる過去があるわけで、何もない顔とは履歴が違います。

高齢の歯科大学の学長さんのエピソードを紹介しましょう。

初めてお会いしたときに、彼が恥ずかしそうに自分の手を隠そうとしているように見えました。アトピーが悪化したような赤い斑点が腕のいたるところにあることに気づき、私は「どうなさいましたか」といいながら、その手に触れて、優しく撫でました。

きっとつらい思いをされてきたのに違いないと思い、思わず触れずにいられなかったのですが、彼はハッとすると同時に、気持ちが平静になったときの顔をされました。

そして、ご自分が主宰するシンポジウムでぜひ講演してほしいと頼まれました。講演の内容は、「晩年から輝く」というテーマでしたが、八〇歳近くだった彼にとって、自分の人生の総括の時期に当たっていたのでしょう。その後、まもなく他界されましたが、あのとき肌に触れることができてよかったと思っています。

●皮膚と心はつながっている

先に「皮膚はものをいう」といいましたが、今度は「皮膚は心とつながっている」という話をします。また眉唾だなと思わないで、お読みください。

次の例は、皮膚に何か問題があるというのではなく、容姿についてある刷り込みをされたせいで、心が歪んでしまったひとの話です。

ある五〇代の女性が、私の本に「救われました」とお礼にやってこられました。明るい笑顔が素敵な方です。

お話をうかがうと、彼女は幼いときから祖母に「この子はぶさいくで」といわれ続けたそうです。昔の人は謙遜した言い方をして、相手が「いいえ、かわいいお孫さんで」と褒めてくれるのを期待するわけですが、幼ない子は真っ正直にとって傷つきます。彼女は自分の容姿に自信がもてず、ひとの目につかないように生きる術を覚えたといいます。

「私は自分が嫌いで、そして私を生んだ母を恨みました」

ところが、40歳になったときに、「このままでいいのだろうか」と思ったといいます。

そこから、私の本を読み出し、肌のお手入れなどを始めたそうです。

まともにスキンケアもしてこなかった彼女が、ホットタオルを使って毎日ていねいにスキンケアをするようになると、みるみるきれいな肌に生まれ変わったそうです。

周りのひとも「見違えるようになった」「明るくなった」と褒めてくれます。その話を

しながら、いい笑顔をするので、私は思わず、

「お母さまはご存命ですか？」

と尋ねました。

「はい、元気にしております」

との返事にホッとしました。

「よかったですね。親孝行されましたね」

彼女はコクリとうなずきました。

おばあさんはすでに亡くなっているそうです。いまとなれば何のわだかまりもない、と彼女はいいます。

親を憎み、自分を嫌ったひとが、外見から立ち直ったのです。

皮膚と心はつながっている——彼女は肌を整えながら、じつは心を整えていたといえそうです。

●欠けていたワンピース

私は生者と死者の両方にメイクをした珍しいメイクアップアーティストということにな

るかと思いますが、一つだけやり残していたことがありました。

それは、社会に出る前の若い女性へのメイクです。そのピースが埋まれば、名実ともに私はひとの一生を手がけた美容家ということになります。

長い経験から、更年期の女性の心理にメイクが効くことはわかっていましたが、多感な頃の子どもたちにはどうだろう、という関心もありました。

情報が氾濫する時代ですから、正しい美容や衛生について知る必要があり、そして化粧はマナーでもあることも知ってほしいと思っていました。美容は、きれいになるばかりか、自分を励ましたり元気づけたりする効果も大きいことを伝えたいと考えていました。

次第に身近なひとや友人、仕事で深いお付き合いのあった方などを見送ることが増えるにつれて、私自身も残された時間を考えずにはいられなくなりました。

「自分の仕事として、やり残していることをしなければ」

そう思うようになったのです。

「教育」は私のメイクの大きな柱の一つで、一九九四年に「『フロムハンド』メイクアップアカデミー」というプロの養成校を立ち上げています。それは職業としてメイクアップアーティストを目指すひとが対象です。

「教育」について興味深い話を一つご紹介します。

フロムハンドの視察に来た美術大学の教授が、道具類がピカピカで、とても手入れが行き届いているのに驚いていました。「どれくらい使ってますか」というので、「創立以来ずっと」と申し上げると、もっとびっくりしていました。学生たちは道具を粗末にするのが普通との認識のようです。

それに、教室もきれいなのに驚いていました。フロムハンドは「入ってきたときより、出るときのほうがきれい」が原則です。

これはメイキャッパーという仕事が大きく関係しているように思います。人の顔に触れて、その表面のデコボコまでも確認しながら化粧をする仕事です。手がきれいでなければなりませんし、ささくれがあったりしてもいけません。なおかつ、マイルドに触って、その人を美しくするために神経を集中するわけです。

私にとって手は大事な道具で、正直なところをいえば、自分の顔より大切に扱っています。

こういう姿勢でいると、自然と道具などにもこまやかな注意がいくようになります。逆をいえば、自分の使う道具にそういう神経がいかないのであれば、この仕事はむずかしいということになるかもしれません。

●触れることで一体感が生まれる

そして、二〇一〇年に「青山ビューティ学院高等部」を開校しました（通信制高校サポート校というくくりで、特区構想に沿った学校です）。これはメイクを柱に教育を展開するユニークな学校で、私は校長を務めています。生徒数は、各学年一〇〜一五名ですから、全学年で三〇〜四五名が定員です。

一〇代の子（一五歳以上）にメイクを教えるのは初めてです。

私は日頃から人生はワクワク生きるためにあると考えていますが、それには自分の好きなことをやるのがいちばんです。思春期は、おしゃれやメイクに目覚めて、自分を飾ることに興味の尽きないときです。

そのざわざわとした多感な時期に、がまんしないで興味のあることに打ち込んでほしい――それが学校をつくった理由で、さくら国際高等学校（荒井裕司学園長）に勇気づけられての開校です。

いまの一〇代の子が抱えるさまざまな問題――いじめや不登校、ひきこもり、拒食症……などについて、メイクがなにがしかの力になることはできないか、と考えています。

この高校に入学してくる子のなかには、学校のクラスになじめず、ひきこもっていたような子、いじめを受けていた子、家庭環境の影響から心を閉ざしている子もいます。

ただ、彼らに共通するのは、美容が大好きということ。好きなことに集中することで、ほかの問題も改善されるだろうというスタンスで、子どもたちを受け入れています。

私は、どんな子にもまったく同じ接し方をするのですが、大切にしているのは、彼ら、彼女たちに「触れる」ということです。

たとえば、金髪の子には、

「うわぁ、きれいな色ね。どうやって染めるの?」

と声をかけながら、その髪の毛にそっと触れます。アクセサリーを手首につけている子には、その手首に触れて、「あら、素敵なバングルね」と声をかけます。

ひきこもりなど問題のある子は、幼い頃に十分に親に愛情をかけてもらっていないような気がします。お母さんに頬ずりされたり、抱っこされたり、添い寝されたり、寝る前に本を読んでもらったり、そうした身体と心のスキンシップが足りない……。

私の学校では、授業でもスキンシップが自然にできるようなカリキュラムになっています。

まず一年生のうちは、自分の肌に触れてスキンケアをする、自分の髪の毛を手入れする、自分のつけまつ毛をつくり、自分の爪をきれいに整え、マニキュアを塗る……と自分のことに集中して手をかけさせます。

肌は手をかけた分だけ応えてくれるものですが、新陳代謝の活発な若い肌はその効果がすぐに表れます。生徒たちは自分の肌の変化に驚くとともに、せっかくきれいになった肌を大事にしようと思うようになります。

じつは、私の狙いはここにあります。自分自身を大切に扱うことで、自分に愛情を注げるようになる、ということ。自分が満たされて初めて、他人に愛情を注げるようになるのです。

二年生では、生徒同士、二人一組になってお互いをモデルにしながらメイクを学びます。これを「アイモデル（アイは「相」で、お互いにメイクをすること）」と呼んでいます。手のマッサージから始めて、髪の毛の手入れ、顔のマッサージ、スキンケア、そしてメイクというように段階を踏みます。

彼らは、他人に触れたり、自分が触れられたりする経験があまりないのでしょう。最初は戸惑いながら、おっかなびっくりマッサージしていますが、そのうちに緊張がほぐれ、相手も安心して身を委ねるようになります。

スキンシップとともに、クラスの仲間といった感じが育ってきて、お互いに心を開くようになっていきます。

入学当時、閉じこもり気味だったり、無反応だったり、キレやすかった子たちが、自分とひとの肌に触れてスキンシップを重ねていくと、どんどん素直な、活発な感じに変わっていきます。

肌に触れるということは、それくらいひとの心を安定させ、解放させる力があるのです。

2章

「死に逝くひと」との長い交わり

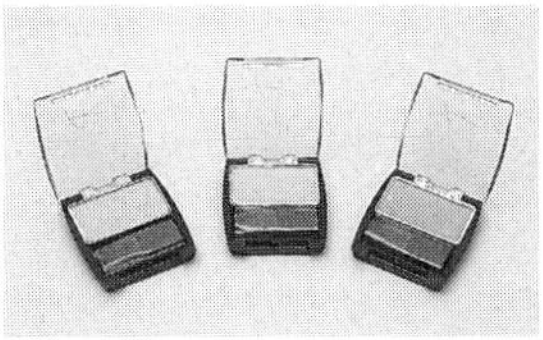

1　親しいひとへの死化粧

感嘆の声

●先生への化粧

山口巡業から東京に戻り、教育部門の担当として若手社員にメイクの指導をする一方で、化粧品ポスターのモデルのメイクや、雑誌の美容記事なども担当するようになっていた頃のことです。

社員教育には、メイクや化粧品の知識だけでなく、マナーや話し方についての講座もあり、講師には外部の先生を招いていました。私はその先生に頼まれて、教壇に立つ前の短い時間でメイクをさせてもらっていました。

まもなくして、先生は病気で急逝されました。それほどお年を召されていたわけではなかったので、訃報に驚いていると、「美容教育部門の誰かに死化粧（しにげしょう）をしてほしい」旨の遺言が残されていたことがわかりました。

ふだん先生のメイクをしていたということで、同僚たちから「テコちゃんがいちばんの適任よ。お願い！」と懇願されましたが、父の死で怯えた私です。死は怖いものと思ってきましたから、正直、戸惑い、悩みました。でも、先生が私たちのことを信頼してくださっていたのだから、その気持ちにお応えしたいと、勇気をふるい、引き受けることにしました。

……しかし、そのときのことは、ほとんど記憶にないのです。もう一人のスタッフと二人でご自宅へうかがったこと。メイク道具は持参したこと。すでに納棺されていたため、先生の顔を上からのぞき込むようにしてメイクをしたこと……。

記憶にあるのは、それだけです。どんな道具を用意して、どんなメイクをしたのか、そのときに自分はどう感じたのか……。思い出そうとしても、まったく思い出せないのです。ただただ、無我夢中だったのだと思います。不思議なことに、全然、恐怖感のようなものはありませんでした。

あとでなぜかと考えてみました。父のときは、私はまだ頑是ない子どもでした。死は遠くにあって、私を避ける冷たい異物でしかなかったのが、先生の場合、こちらが大人になった分、死に向かう余裕があった……。身近な存在がそこにある、といった感覚が勝っていたのではないか。あえていえば、そういう違いではないでしょうか。

まして相手に「触れる」ことで、私の恐怖心は消え去ったのかもしれません。

このときの死化粧は先生のご家族や、生前の元気な姿を知るみなさんにたいへん好評でした（これを記憶しているのですから、化粧が終わってほっとしたのかもしれません）。

「まるで眠っているようだ」

「元気なときを思い出す」

そんな感想をいただきました。

私のナチュラルメイクの考えでいけば、生前のいきいきとした顔にするのが自然です。遺族の反応を見ても、それは間違いでなかったことは明らかです。

私が化粧をするのは、生前、お付き合いのあった方ばかりですから、その方が元気だった頃のことを振り返り、最後の会話をしながらメイクをしています。

●「そのひとらしい顔」とは？

私はふだんのメイクでも、それから最期のメイクでも、「そのひとらしい顔」をつくることを心がけています。しかし、「そのひとらしい顔」といっても、抽象的で、わかりにくいかもしれません。

「メイク」は「つくる」ものですから、「何を」つくるかが決まっていないと始めることができません。簡単にいえば、「そのひとらしさ」をつくるわけですが、「らしさ」とは曖昧なものです。

私は「和＝美（わなび）」という分析手法をつくり、印象分析や性格分析にもとづいたメイクアドバイスを行っています。受講生のアドバイスをしていて感じるのは、外見の印象と本来の自分との間にズレがあり、他人が期待するイメージに応えようとしてストレスを抱えているケースが多いということです。

あるとき、その講座に、にぎやかな顔立ちの女性がやってきました。彼女は頭の回転が速く、冗談もうまく、みんなの人気者です。ところが、それは表の顔で、家ではイライラして当たり散らし、ご主人からは「無愛想で外ヅラがいい人間」といわれていたそうです。

第一印象を見て、私は彼女にこう話しました。

「あなたは、いつも注目を集めなければ、笑わせなければと無理していませんか」

彼女はハッとした様子でした。

ひとの顔立ちには「求心顔」と「遠心顔」とがあります。求心顔とは、目、鼻、口のパーツが、中心に集まった華やかな顔立ちのこと。遠心顔はその逆で、目と目の間、目と眉の間、眉と眉の間が広めで、穏やかな顔立ちをいいます。

私は、求心的な彼女の顔をメイクで遠心的な方へもっていくことで、品のある、静的な印象に変えました。すると、実際にまわりの反応が変わり、彼女自身にも変化が現れました。

「変なストレスがなくなりました」

家でピリピリすることもなくなったといいます。無理に笑わせようとしたり、ひとの期待に過度に応えようとすることもなくなりました。

最期のメイクでは、私のもっている故人への印象から「らしさ」の解をさぐり、それを目指してメイクをすることになります。看護師さんであれば、遺族の協力が大きな支えになるはずです。

●なぜ私に最期のメイクを頼むのか

私がたびたび最期の化粧を頼まれるのはなぜか？　それは、死に逝くひとが、私が変なことをしないと知っているからです。「なるべくナチュラルに、そしてそのひとらしく」。それを実践してきたことをご存じなので、最期を託してもいいと思うのかもしれません。死に余計な飾りは要らない。だけど見苦しいのは嫌。あなたならわかるでしょ。彼女、彼らはそう主張しているような気がします。

故人の最期の顔はずっと記憶に残り続けます。その顔が、元気だった頃の面影のままに、やすらかに眠っているようであれば、安心して見送ることができます。

私にとって死化粧は大切なひとたちへの感謝のしるしであり、最期のお別れの儀式のようなものです。どなたとの思い出も、それぞれにいとおしく、忘れられないものばかりです。

ここでは、そのなかでもとりわけ印象深いお別れの化粧について、振り返ってみたいと思います。

●唯一、死化粧をせずに帰ってきた経験

コーセーの新米社員だった頃、初代美容部長を務めていた方（前出の方です）が五〇代で亡くなりました。彼女に練習台になってもらい、メイクをする機会が何度もありました。

訃報を受けた私は、とくに死化粧の約束をしていたわけではありませんでしたが、念のためひと揃いの道具を持って、房総半島の先端に近い先輩の実家に向かいました。確かストライキがあった関係で、とても時間がかかったことを覚えています。

現地に着いたときには、すでに息子さんの奥さんがメイクをしたあとでした。残念ながらそのメイクは、お世辞にも「そのひとらしい」ものとはいいがたいものでした。真っ赤な口紅に厚化粧、と別人のメイクになっていました。

私は「自分がやる」といい出せませんでした。私は先輩の気に入るメイクができる。先輩も、あなたにだけは顔を触らせる、といっていた方です。その関係からいえば、私がメイクをするほうが自然です。

しかし、遺族からすれば、「息子のお嫁さんがしてくれたのよ」と自慢したい気持ちもあるかもしれません。そのあたりのことがすっきりしないので、最後まで私はメイクの変更を申し出ることができませんでした。

あのときの、ちぐはぐな化粧をされた先輩の顔が、いまでも忘れられずに残っています。本当は、先輩との事情を話して、メイクをさせてもらうべきだったのではないか。

私は、「お嫁さんがやってくれたから、先輩もきっと喜んでいるに違いない」と、自分の気持ちを押し込めてしまいました。

しかし、それでよかったのか、いまでも思い返しては、葛藤しています。「そのひとらしさ」にこだわってきた私ですから、余計に心に残っています。

メイク道具を持って行ったのに、死化粧をせずに帰ってきたのは、たったその一度きりです。

●「美しい……」――あるデザイナーのつぶやき

いちばん忘れがたいのは、鯨岡阿美子さんへの死化粧です。彼女は私の〝師匠〟でもあり、〝恩人〟でもありました。

鯨岡さんは新聞記者から女性初のテレビプロデューサーとなったひとで、ファッション・ジャーナリスト界の草分け的存在です。日本のファッション界の中心人物を束ねる「ザ・ファッション・グループ東京」を立ち上げ、私もその一員に加えていただき、イベント実行委員や教育委員をやっていました。それが彼女との親交の始まりです。彼女は、私より一三歳年上でした。

その頃、三〇代と若かった私にとって、三宅一生さんなど多くのデザイナーに影響を与え、日本のファッション界を牽引するだけでなく、世界からも注目されていた鯨岡さんは憧れの女性です。目力があって、髪はアフロヘアー、バイタリティ溢れる女性でした。私は彼女のように仕事ができる女になりたいと思っていました。いま風にいえば、ロールモデルです。

ニューヨークで日本のファッションをアピールする「JAPAN SHOW」を開催したり、着物でパリコレクションの取材に出かけ、各国のメディアの話題をさらうなど、まるで火の玉のような勢いの女性でした。

生前、鯨岡さんにメイクをしたのはたったの二回ですが、どちらも彼女にとって、とても重要な場面に私は立ち会ったことになります。

最初のメイクは「JAPAN SHOW」でのこと。このショーは画期的なもので、日本を紹介するというと、すぐにゲイシャ、フジヤマとなる時代に、彼女は日本の労働着こそ機能的で美しい、という視点で、野良着や火消しなどの装束を紹介したのです。私も会社の休みを取り、自費で参加し、ヘアメイクを担当しました。

私は山形で絣（かすり）の着物を着て、手っ甲（てっこう）、脚絆（きゃはん）の女性が田んぼに入る姿を見て、なんてきれいなんだろうと思っていましたから、鯨岡さんの考えに大賛成でした。彼女からそういった材料を集めてほしいといわれて、山形に飛んで庄内おばこの装束を用意しました。

それがショーの一部だとすれば、二部は三宅一生さん、君島一郎さんが、たとえば「ゆかた」を題材にイブニングドレスをつくるといったような、斬新な趣向でした。

このショーはニューヨークを皮切りに全米一八カ所を回り、たいへんな評判を呼びました。鯨岡さんが徹底していたのは、ショーで見せた着物や、私のしたメイキャップの化粧品などのビジュアルな仕様書まで英語で作り、全米スタッフに配ったことです。これらの準備に確か一年はかかったと思います。

その前代未聞のショーで、鯨岡さんは、数百人のお客さまを前に英語でスピーチをすることになっていました。私がショーのバックステージでモデルたちのヘアメイクをしていて、ふと横を見ると、鯨岡さんが珍しく緊張されている様子で、硬い表情をして震えていました。

私は彼女に椅子に座ってもらい、パッと襟元にタオルをかけました。短時間でメイクを終えると、見違えるようないきいきとした表情になっていました。私は黙ってうなずき、背中をポンと叩きました。もちろん彼女は見事にスピーチをやってのけました。

鯨岡さんの二回目のメイクは日本でやりました。それは、ニューヨークのショーを大成功させて、東京での報告会のときです。

そのときのことを、私が四五歳のときに出した『ザ・ベスト・メイキャップ』という本に寄せてくれた推薦文で次のように触れておいでです。

「行きかう知人たちは突然の変貌ぶりに目を見張り、〝まあ、あなたとは思えない。美しい！〟と賞賛の声をあげました。それがウソイツワリでないことを知ったのは、N．Y．から駆けつけた男友だちの放った目の輝きと、〝あなたに再び美しさをもたらしたメイキャップの魔術師は誰ですか？〟という問いでした」

さらに推薦文は続きます。

「小林照子さん、あなたの頭脳と指の動きが創り出すのは、美しさだけでなく生きる喜びそのものです」

たった二回のメイクでしかないのに、尊敬する女性がここまで評価してくださって、心から感動しました。そして、三度目のメイクが死化粧となったのです。

●まるで別人の顔

一九八八年二月。五三歳になった私はコーセー初の女性取締役に就任し、〝超〟がつくほど忙しい日々を送っていました。高名な方からメイクを依頼されても、一〇分しか時間がとれませんと断るくらい、毎日分刻みのスケジュールで飛び回っていた時期のことです。朝、「鯨岡さんが亡くなった」という知らせが飛び込んできました。六五歳、狭心症とのことでした。

その日も朝から晩までびっしりスケジュールが埋まっていたのですが、急いで手帳を確認すると三時から四時までの一時間だけぽっかり予定が空いています。

鯨岡さんのキャリアのなかで最も重要な場面でメイクを任され、たくさんのひとにも紹介していただき、その都度、「小林さんのメイクには、生きる喜びが湧いてくるのよ」と褒めてくださった方です。鯨岡さんのもとになんとしてでも行かねばと思いました。

鯨岡さんのご自宅に電話をかけ、「どうしてもお化粧をさせてください」とお願いしたのですが、ご主人の古波蔵保好氏（評論家）が頑なに「だれにも見せません」とおっしゃいます。それでも食い下がると、病院の検死をすませて自宅に戻るのは午後三時とのこと。三時から四時はちょうど私が空いている時間帯ではありませんか。「わかりました。とにかくうかがいます」とタクシーを飛ばしてご自宅に駆けつけました。

渋る古波蔵さんになんとか頼み込んで対面してみて、やっとそのお気持ちがわかりました。急死をなさったため、医学解剖に付されていたのです。口元を中心に生前の鯨岡さんとは違う顔に変わっていました。

これは……。経験したことのない状態でしたので、一瞬躊躇（ちゅうちょ）しましたが、すぐに、

「私に任せてください」

そういって準備をしていると、長年鯨岡さんのヘアーを担当していた美容家の女性から

「くじらはね、化粧なんかしてないんだから必要ないわよ」

といわれました。〝くじら〟というのは鯨岡さんの愛称です。

「私は、お元気だった頃のいきいきとした鯨岡さんにするだけです」

説明すると、「そういうことなら、手伝うわ」と、鯨岡さんの顔を支えてくれたのです。

「くじらさん、お願い。もう少し口を開けてね」

そんなふうに話しかけながら、蒸しタオルを顔に当て、硬直したほほを両手で入念にマッサージをしていきます。しばらく続けると、顎（あご）のあたりが少しずつゆるんできました。口に詰め物をして顔を整え、ファンデーションを薄く伸ばして顔色を明るくすると、美容家の女性が、

「そうそう。これがくじらの顔よ！」

そんなやりとりをしながら、生前の様子をよみがえらせようとしました。鯨岡さんはお化粧などまったくしない方で、とても精悍な顔立ちで、肌はいつもピンク色で、いきいきとしていて艶やかでした。

その印象がとても強く脳裏に焼きついていましたから、その生きているときの鯨岡さんをイメージして顔をつくっていきました。

古波蔵さんは、「彼女、そのものだ」とおっしゃり、あれほど絶対にひとに会わせないといっていたのを覆し、通夜をすることに決めました。

ご自宅での通夜でしたが、急遽、セッティングを変えることにしました。鯨岡さんの顔が見られるよう、棺を開けて顔の部分を照らす照明を配置しました。鯨岡さんは美意識の高いひとでしたが、古波蔵さんも美意識のとても高い方で、永眠された鯨岡さんが最も美しく見えるよう、ライトの位置や角度を納得いくまで調整していたのが印象的でした。

私は心から安堵しました。だれにも会わせないと頑なだった彼が「この姿なら」と納得してくれたのですから。自分の使命を果たせてよかったと、時計を見ると、本社に戻らなければいけない時間が近づいています。そろそろ……と荷物をまとめていると、一人の男性が棺に駆け寄りました。デザイナーの三宅一生さんでした。

お通夜は夕方からでしたが、親交の深かった三宅さんは訃報を受け、急いで駆けつけられたのでしょう。

「くじらさん……」

棺のなかの鯨岡さんを食い入るように見つめ、

「美しい……」

そう呟いたのです。

私の心は震えました。三宅さんが意味したのはきっと、「全盛期の勢いのあるくじらそのもので美しい」ということだと思ったからです。

私自身、棺のなかで眠る鯨岡さんを見ていると、いまにもパッと目を開けて、勢いよく飛び起き、私たちに向かっていつものように、「さぁ、やるわよ！」といい出しそうな気がしました。あの鯨岡さんの精悍さ、みなぎるパワーがとても懐かしい。

その後、いったん会社に戻り、仕事を終えてからお通夜に参列しました。人々に愛され、人望のあった鯨岡さんの死を悼み、錚々たる方が参列していましたが、みなさん口々に、「あんなに美しい死に顔は見たことがない」「生前の鯨岡さん、そのものだ」とおっしゃってくださいました。辛口（正直？）で鳴るある方も、「いつものくじらじゃない」と洩らしたと聞きます。

このことが口コミでひそかに広まり、たくさんの女性から「私のときもぜひお願いね」と頼まれるようになりました。それからは、冗談のように「じゃあ、私より先に死なないちゃだめよ」と答えるのが常套句（じょうとうく）となりました。

鯨岡さんのお墓は沖縄にあり、二月二二日の命日にはお線香をあげに一〇年間、日帰りで行きました。

死者から教わる

●死後硬直とは

死化粧は時間との戦いです。死は足早に生者の面影を奪っていきます。

そうした変化に抗（あらが）って、そのひと本来の元気な姿を取り戻すには、遺体の死後変化がどのようなものか、知っておく必要があります。

ひとは心臓が止まると、それまで循環していた血液は重力に従って身体の低いほうへと移動していきます。死後三〇分も過ぎると、顔から血色が消え、蒼白になります。私が若いメイクアップアーティストの卵に「死後三〇分以内に死化粧をするのがベスト」といっているのは、このためです。

その後、時間の経過とともに腐敗現象が始まります。死後一日が経過した頃には、肌はやや茶色を帯びた蒼白へと変化していきます。ほかにも、「におい」「死斑（しはん）」「皮膚の乾燥」「水疱」「体液漏れ」「膨脹」といった現象が現れます。眼や顎が閉じなくなったり、皮膚が著しく弱くなって血が出たりすることもあります。

生きているひとの肌と違い、触れ方を間違うと傷つけたり、死後変化をかえって進めてしまう危険性があります。私はこうしたことを、文献に当たって、詳しく調べもしましたが、なにより亡くなった方々からたくさんのことを教わりました。

●母のローズタン

いちばんのヒントを与えてくれたのは、私の産みの母親です。

母は鯨岡さんが亡くなるずっと前、一九七〇年一月九日に亡くなりました。狭心症で倒れてから一〇日後に息を引き取ったのですが、私たちはまさか急に亡くなるなどとは思わず、回復することを信じて、親族が交代で病院に寝泊まりして看病をしていました。

母が亡くなったとき、私はコーセーのマーケティング部で働いていました。回復するものとばかり思い込んでいましたので、ショックは大きかったのですが、とにかく母のもとへ駆けつけなければと、会社を早退して母の家へ向かいました。

母にお別れの化粧をしてあげたい。そう思ったのですが、慌てて出てきたため、化粧道具は持っていませんでした。母の手持ちのものでやるしかありません。折に触れて、自分が使わないような口紅やファンデーションなどを母に送っていたので、探せば何かあるに違いない。そう思い、鏡台を探してみると、かろうじてファンデーションが一つ見つかりました。ずいぶん昔にあげた化粧品を母は大事に持っていてくれたかと思うとせつなく胸にこみ上げてくるものがありました。

そのファンデーションは私がコーセーに入ったばかりの頃に販売されていた「ローズタン」（バラ色の陽灼け）という色のものです。その名のとおり、濃いバラの色をしたファンデーションなのですが、あまりお客様に受け入れられず、すぐに廃盤になった商品です。手の甲に少しだけ乗せて伸ばしてみると、古くなっているため、さらに煮詰まったような色をしていました。

これしかないのだから仕方がない。試しに、ファンデーションを手で温めて伸ばしながら母の頬にのせてみると、あら、意外といい感じでは？　ローズ色が赤すぎると思ったのですが、亡くなったひとの血色の失せた肌には逆にちょうどいい。まるで生きているかのようないきいきとした顔色になったのです。

それから眉を整え、口紅の色をちょっと足して、母の化粧ができました。ほんのりピンク色の薄化粧をまとった母の顔は、その慈愛の深さがにじみ出ていて、やすらかな微笑みをたたえているように見えます。

満足のいくお別れの化粧ができて安心していたところ、近所の女性が母の死に顔を見て、「藤井さん（母の苗字）は、昔から思いやりがあって慈悲深いひとだったものね。やっぱり立派な方は血色が消えないんですね」

としみじみとした声を洩らしました。噂を聞きつけた近所の方が多数やってきて、みんなロ々に「本当だ、生きているようだ」「いい行いをしていたから、こんなにきれいな死に顔なのだ」などといい合い、しまいには手を合わせて拝む方までいらっしゃいました。

それを見ていた叔父（母の弟）が私を別室に呼んで、小声で囁きました。

「照子がメイクアップアーティストで、凄腕だということ、おじさん、今日初めて知ったよ。ほら、見てみろ。あのひとたちはおまえのメイクだって知らずに、あんなにありがたがって拝んでいるじゃないか。おまえは天才だなぁ」

そういって笑うのです。

これも、ローズタンのファンデーションのおかげです。

母は昔のひとで倹約家でしたから、私があげた化粧品を「照子からもらった大事なもの」と大切にしまっていたのでしょう。おかげで、亡くなったひとの肌にバラ色のように濃いめの肌色が合うと発見できたのです。母は死してなお私に愛情を注いでくれたのです。

●経験で身につけたこと

もう一つ、私の死化粧の基礎になった話をしようと思います。当時はそんなことを思いもしなかったのですが、あとで確実に最期の化粧のポリシーの一つになりました。

死化粧では、手持ちのファンデーションでローズタンのような濃い色がないときは、練りチークをファンデーションに少し混ぜています。また、遺体によっては、傷や黄疸、死斑などがある場合もあるので、強力なカバー力のあるファンデーションも必要です。

まだ死化粧専用のメイクセットがなかったので、私は自分の手持ちの化粧品をあれこれ工夫しながら、遺体の状態をしっかり観察して、文字どおり手探りするように方法論を探ってきました。直接、死に逝くひとの肌と対話しながら、どうするのがベストなのかと考えてきました。

肝機能不全などが原因で黄疸が強く、茶褐色や焦げ茶色にまで肌が黒ずんでしまっているひともいます。そういう場合、いつものファンデーションは使えません。

このことを学んだのは、前にも触れた、鯨岡さんがニューヨークで開催した「JAPAN SHOW」でのことです。彼女はショーのなかで、結婚式の衣裳の白無垢を、由緒正しく文金高島田の日本髪で紹介しようと考えていたのですが、そのモデルになんと黒人を起用したのです。

日本から花嫁のモデルを連れてきていたのですが、黒人モデルのあまりにもしなやかな動きに、鯨岡さんが「花嫁は黒人にする！」と方向転換したのです。

はたして黒人の褐色の肌に、日本の花嫁のような白いお化粧が可能かどうか。リハーサルの前に、試しにその黒人モデルの手に白いファンデーションをつけてみたところ、一瞬白い肌になるものの、すぐにグレーに変わってしまいました。

ははあ、黒い肌にいきなり白いファンデーションを塗ると、黒と白が混ざって、沈んだグレーのようになってしまうのか、と、そのとき初めて気づきました。これは、褐色の肌に限りません。日本人のような肌の色でも、いきなり白塗りすると、最初は白くてもすぐに肌色になってしまうのです。ですから、歌舞伎役者など白塗りの化粧をするひとは、必ず自分の肌の色より一段階明るめの色から塗りはじめ、徐々に白に近づけていきます。

私はこのときはまだ経験が浅く、そうした知識も技術もありませんでした。また、持ち合わせの化粧道具では黒人の肌を白くすることは不可能と判断し、素肌の色を生かしたメイクで白無垢を着てもらいました。これはこれで「ビューティフル！」「ワンダフル！」と声が上がりました。

このときの経験を発端に、いろいろと試行錯誤しながら、一つの結論にたどり着きました。

「黒は黒から、赤は赤から、黄色は黄色から始める」

というものです。要するに、そのひとの地肌の色に近いところから塗り始め、少しずつ塗り重ねていくことで、目指す色に近づけるということです。黒い肌をできるだけ肌色に近づけようとするなら、黒に限りなく近い肌色をつくってまず塗りはじめる。すると、それが〝のり〟の役目となり、次にのせる色が自然となじむのです。そうやって少しずつもっと明るい色、もっと明るい色と塗り重ね、そして、最終的に求める肌の色をつくることができるのです。

いまなら、どんな肌も求める色に変えることができますし、どんなにひどい傷痕やあざ、黄疸、死斑もカバーすることができます。それは、私に死化粧を託してくださったみなさんが教えてくれたことです。彼ら、彼女たちの肌に触れながら、「こういうときはこうすればいいのだ」という答えを一つひとつ見つけてきたのです。

とりわけ、母と鯨岡さんの存在は特別です。この二人の、元気なときの姿を再現できたことが私に大きな自信を与えてくれました。

死化粧は、私の大切なライフワークとなりました。

●生前の面影をどう取り戻すか

あるファッションデザイナーのご主人が亡くなったときのことです。私はコーセーを辞めて、美ファイン研究所を設立し、フロムハンドというメイクアップアーティストのプロを育てる学校を運営していました。

長くがんを患い、強い抗がん剤で延命はできたものの、その副作用で肝臓がまったく機能しない状態で亡くなったそうです。彼女から訃報を受けたとき、「うちのパパ、まっ黒よ」といわれたのですが、親しいひとでしたので、お別れのお化粧をさせてほしいとお願いして、ご自宅に駆けつけました。このときも鯨岡さんのときと同じように、スケジュールの空きが一時間ほどしかなかったのですが、ご主人が病院から戻ってくる時間とぴったり合っていたため、奇跡的に化粧をすることができました。本当に、ご縁のある方とは最期までご縁があるものです。

電話で訃報を受けたのは昼で、私はレストランで食事をしていました。オフィスに戻る時間が惜しく、彼女の自宅により近いところにある私の学校に寄りました。万一のときに備えて、死化粧専用のメイク道具一式を、私はオフィスにも学校にも、自宅にも準備するようになっていました。

「まっ黒よ」といっていた言葉を思い出しながら、メイク道具の中から、濃いオレンジなど黒ずんだ肌に合うファンデーションやチークを数本バッグに入れて、急いでタクシーで向かいました。

ご主人の親友でもあり、私の友人でもある女性と合流して、彼が横たわる部屋に通されたのですが、友人が一瞬息を呑むのがわかりました。彼女は、黒人が寝ているのかと思ったそうです。それくらい、肌色が変化していたのです。

私は覚悟してきましたから、枕元に座り、友人に頭を押さえてもらいながら、メイクを始めました。「黒は黒から始めよ」の言葉どおり、赤黒い色から始めて、少しずつ、段階的に明るい色に塗り重ねていきました。

手を添えながら一部始終を見ていた友人は、どんどん生来の肌色に戻っていくのを目の当たりして、「すごいわ、すごいわ」と驚きの声を上げました。眉を整え、唇に少しだけ赤味を足して仕上げると、奥さんも「生きているときのあのひとだわ」と感に堪えない声でいいました。

あとから聞いた話ですが、おじいちゃんのそばにまったく近寄らなかった幼い女の子のお孫さんが、メイクを終えて私が帰ったあと、「ほら、昔のおじいちゃんと同じだよ」と促すと、恐る恐る近づき、顔を見るなり、「あ、おじいちゃんだ！」と笑顔になったそうです。

きっと、お孫さんの記憶のなかにある「おじいちゃん」が見えたのでしょう。

2 賑やかな見送りの場

死は厳粛、かつ幸福をもたらすもの

●明るい死

写真家の國森康弘さんは滋賀県の小さな集落のひとびとの生活を写真に写し取っている方です。その写真集『いのちつぐ「みとりびと」』(農山漁村文化協会)の第1巻「恋(れん)ちゃんはじめての看取り」を見ると、大好きなおばあちゃんを亡くして悲嘆に暮れる恋ちゃんが出てきます。

しかし、遺体のそばにいて、しばらくすると、恋ちゃんはおばあちゃんの頬にキスをします。そのおばあちゃんの唇には、ほんのりと紅が差してあります。

遺体を前に家族が朗らかに笑う写真が最後のほうにあります。

作家の高橋源一郎氏は新聞でこの本に触れて、「強い印象を与えるのは、死者に寄り添

う家族たちの明るい笑いだ」と評していますが、まさにそのとおりです。たしかに高齢で生き切ったひとを見送るとき、遺された者の顔に満足の表情が浮かびます。自分もそのように生を全うすることができるかもしれない、と安心するのかもしれません。

しかし、誰しもが生き切れるわけではありません。家族にとって病死は無念の死、不慮の死といっしょです。突然断ち切られた死を前に無念の思いで一杯のはずです。そこに、最期の化粧が介在する余地があるのです。

鯨岡さんの場合も、黒く変色した友人のご主人の場合も、メイクで顔が整ったときに周りのひとの表情がぱっと明るくなりました。死化粧には、故人の生き切れなかった部分を補完する役目があるのではないかと思っています。

自分の持てる技術をすべて注ぎ込んで、故人の生前の元気のいい顔に戻していく。私は故人の元気だった頃の姿を、人柄も含めてよく覚えています。どんなに変わり果てていても、私の脳裏には生前の記憶がしっかり焼き付いています。

「大丈夫ですよ。ちゃんと元気だったときの姿を取り戻すことができますから」

声に出していうと、部屋の重苦しい空気も少しやわらぎます。そして、故人の名前を呼び、「さあ、きれいになりましょうね」「マッサージで硬直をときましょうね」「ああ、いい表情になってきましたよ」「もう少しで、あなたらしいお顔に戻りますよ」などと、見守る人々にも聞こえるように、故人に向かって話しかけながら、進めていきます。そうすると、悲しみと苦悩に満ちた空気にさらに変化が現れます。

化粧も仕上げ近くになると、みなさん感嘆の声を上げ、自然と故人の思い出話が始まったり、「いまにも起き上がってきて、飯を食わせろとかいいそうじゃない?」などと冗談が出たり、さっきまでの沈んだ空気がウソのようになごやかになります。故人の顔を代わる代わる見つめ、ときに顔に触れながら話しかけるひともいます。誰もが故人への感謝や慈しみの気持ちを十全に表したい、と思っているのです。

●悲しみの場に笑いが生まれる瞬間

忘れられない見送りの場面があります。

乳がんを患い、三〇代後半で亡くなった染色家の女性がいます。出会った頃、彼女はまだ美大生でした。私は三〇代後半で、コーセーで大きな仕事を任され、精力的に働きながら、鯨岡さんをはじめとするファッション・クリエーターの方とも親交を深めていました。

そんななか、彼女が染めた生地に出合い、その美しさに魅了されました。その生地は、艶やかに舞う蝶が染め抜かれていて、これでスーツを仕立てたらどんなに素敵だろうと、一目惚れで購入しました。

しばらくして、一通の手紙が届きました。彼女からのもので、

「私のことを認めてくださり、ありがとうございます」

と、お礼の言葉が並び、

「小林さんがお買い求めくださった作品は、じつはテキスタルデザインの美術大学を卒業するときに世界で最も栄誉ある賞をいただいたものです」

私は初めて目にした彼女の作品から、天才的な感性の持ち主に違いないという印象をもっていましたから、やっぱりそうかと納得したものです。

私はこれから大きく羽ばたくであろう若い才能に期待し、それからも折に触れて、彼女が染めたストールやスカーフを買い求め、知人に紹介するなどしてサポートしていました。彼女もまた、二〇歳近く年上の私のことを慕ってくれていました。

本当に才能のあるひとは、黙っていてもひとの目に留まるものなのかもしれません。美智子妃殿下の衣裳を担当するデザイナーから依頼を受け、お洋服の生地を作ることになっ

たのです。

一躍、売れっ子作家となった彼女は、各方面からオファーを受け、次々と新しい作品を生み出し、忙しい日々を送っていました。乳がんだとわかったのは、その頃です。

彼女は手術を拒みました。彼女の作品は、大きな布に筆で大胆に描く手法のものが多いのですが、胸を切除したらそれができなくなることを何よりも心配したのです。自分のすべてを賭けて作品づくりに取り組む彼女らしい選択だったかもしれません。

がんは容赦なく彼女の身体を蝕んでいったようで、とうとう作品が作れなくなり、病院に入院した頃には、すでにがんは相当に進行していたようです。お見舞いに行ったとき、「だれにも話していないことなのですが……」といって、私に胸のうちを打ち明けてくれました。

「私は素晴らしい仕事をさせてもらえたことに誇りを感じていたので、中途半端な仕事をするよりはと手術を断念しました。でも、ある方から『小さく染めたものを継ぎ足して大きな作品にすればよかったのに……』といわれて、そういうやり方もあったかと。後悔はしていませんが、別の選択もできたかもしれないというのが正直な気持ちです」

それが彼女と交わした最後の言葉となりました。

あの誇り高い彼女が、自分をさらけ出して、本当の気持ちを話してくれたことに心を打たれました。

お別れのときは、必ずお化粧をさせてもらおう。そう誓い、病院をあとにしました。

そして、その日。

私は知らせを受け、都内にある彼女の実家に向かいました。すでに親族のみなさんが集まっていて、沈痛な空気に包まれていました。まだ三〇代と若く、皇室に作品を納めていたような前途有望なひとです。一家の誇りだったに違いありません。

私は、みなさんの悲しみが少しでもやわらぎますようにという気持ちを込めながら、棺に眠る彼女に話しかけ、お化粧をしていきました。初めて出会ったとき、大学を出たばかりの彼女は溌剌と希望に燃え、輝いていました。その頃の彼女の姿をメイクで再現し、顔の周りには彼女が作ったストールやスカーフを幾重にも重ねてふわりと置き、華やかなイメージに演出しました。

するとと、彼女の叔母にあたる方がそばに寄り、

「マリちゃーん（彼女の名）、ああ、あのマリちゃんだわ。こんなにきれいになって……」

と彼女との思い出に浸っている様子です。「ほら、見てあげて。マリちゃんきれいよ」。周りのひとを手招きして呼びます。代わる代わる親戚縁者が彼女と対面し、口々にきれいだ、やすらかだ、といいます。「マリちゃん、起きていらっしゃいよ」と笑いながら話しかけているひともいました。

気づくと、さっきとは一変して明るくなごやかな空気に包まれています。あれ、こんなに賑やかになっていいのかしら。そう思ってしまうくらい、雰囲気が変わったのです。

複雑な心境でしたが、帰り際、お母様から、

「あの娘も小林さんに最期のお化粧をしてもらって喜んでいると思います。少女のようにいきいきとしていた頃の姿に戻してくださってありがとうございます」

そういっていただき、重い荷物を下ろした気持ちになりました。いまでも私は、形見となった彼女のスカーフを持ち歩いています。パーティーにも海外にも一緒に連れていくつもりで。

●死者の華やかさ

私が最期の化粧をする理由をもう一度考えてみたい、と思います。

私はできればそのひとがいきいきしていた頃の感じに近づけたい（近づきたい？）と考えて化粧をするわけですが、それは要らぬことだと思うひともいるかもしれません。

ただ、少なくとも私がかかわるひとは、私がどういうメイクをしてきた人間か知ったうえで、最期の化粧を任せてくれたはずです。暗黙の了解があるという前提なので、その場で「こういうメイクをします」と了解をとっているわけではありません。

白塗りの化粧には、はっきりと生死の境を分ける意味がある、ということをいうひとがいます。

しかし、少なくとも私に依頼するひとたちのなかに、それをよしとするひとはいないだろうと、断言することができます。こんな言い方がふさわしいかどうかわかりませんが、もっと〝美的に〟現世から立ち去っていきたい、と思っているひとが、私に「そのときはお願いね」と頼むのです。

さらにいえば、なぜはっきりと生死をわける必要があるのか、とも思うのです。突然、断ち切られた気持ちはどこへもっていけばいいのでしょうか。私たちには、「死」を受け入れる時間がもっと必要なのではないでしょうか……。

遺族は医師から「死」の宣告を受けます。もうそれだけで、十分な痛手です。それに追い打ちをかけて白塗りする必要があるのかどうか――疑問なきにしもあらずです。私のメイクで生前の輝かしさを取り戻した姿を見て、遺族は、こういっては語弊があるかもしれませんが、いきいきとしてきます。

しかし、お通夜やお葬式にはしめやかなイメージばかりか、どこか華やいだ気分があったことも確かです。日常にぽっかり空いた非日常の穴。お祭りや祝日などにもそういった気配がありますが、「死」にもしめやかな華やぎがあるのです。

遺体を灰にしたあと、そこの控え室で軽く食事をすることがありますが、真っ赤な顔でお酒をいただくひとも出てきます。「俗」へ帰るための儀式みたいなものですが、故人を肴に賑やかなものです。

黒澤明監督の名作『生きる』にもお通夜のシーンが出てきますが、妙に賑やかなものです。

「らくだ」という落語は、死体に「かんかんのう」という踊りを踊らせるという奇妙きてれつな設定になっています。厳粛なだけが「死」ではないことが、これでもわかります。

話を広げすぎたかもしれません。

私は、単純に懐かしいひととの懐かしいイメージに取りすがりたくて、最期のメイクをしているのかもしれません。だけど、それが遺族の心にも通うものがある、と実感してもいるのです。

●「やつれた姿を見せたくない」

私が死化粧をするひとたちのほとんどが、美容やファッションに関係するひとばかりです。彼らに共通しているのは、みな美意識が高いということ。美しさを追求することに人生を賭けてきたひとたちですから、自らの死に際しても、その意識が現れるのも当然です。

あるファッション誌の女性編集長も、非常に美意識が高く、仕事を含めて自分に厳しいひとでした。がんを患い、長く入院していた彼女でしたが、面会を一切断り、誰とも会おうとはしませんでした。私も闘病中の彼女とは一度もお会いできませんでした。

元気だったときは、それこそ〝ハイファッション〟を着こなし、頭の先から足の先まで美意識のかたまりのようなひとでしたから、病気でやつれた姿をひとに見せたくないと思ったのでしょう。

一人だけ、病室の彼女に会うことができた男性の友人がいました。彼がずっと看病をしていたのですが、あるとき電話があり、「もう彼女は長くないから、そのときはよろしくね」と最期のメイクを頼まれました。「もちろん」と心づもりをしていた数日後、私は海外出張の予定があったので、それにぶつかってしまったらどうしようとひやひやしていました。ところが、出発の前日に亡くなったため、無事に役目を果たすことができました。不思議なことに、またしても「ご縁のある方の死化粧は、どんなに忙しくても必ずタイミングが合う」という経験をしたわけです。

自宅で久方ぶりに再会した彼女は、やはり生前のいきいきとしていた頃の姿とは大きく変わっていました。

まず青白い顔にホットタオルを当てて、硬直した頬や口元、目元など顔全体をゆっくりとマッサージしました。「美意識の高いあなただったものね。念入りにきれいにしなくちゃね」。そう声をかけながら、手を動かしていると、だんだんと血色が戻り、苦しそうだった表情もやわらいできました。口角を持ち上げるようにしてさらにマッサージを続けていくうちに、口元に微笑みが戻ってきました。

ファッション誌のなかでもクオリティの高い雑誌の編集長を歴任し、つねにその世界の最先端を駆け抜けた彼女です。鯨岡さん同様、キリッとした、精悍な顔だったので、その姿を思い浮かべながら、メイクをしていきました。

孤独に病気と闘った彼女の死を、みな静かに悼んでいたのですが、ここでもメイクが終わると、雰囲気ががらっと変わりました。

「おいしいものの匂いがしたら、きっと起きてくるよ」

誰かがそういったかと思うと、みんなが笑いだし、彼女の顔をのぞき込みながら、陽気に話しかけています。

「入院中に会ってくれないなんて、みずくさいじゃないか。こんなにきれいなのに」

そんな声も聞こえてきて、ああ、よかったと胸を撫で下ろしました。彼女の希望に添えたかどうか不安でしたが、人々の反応を見るかぎり、彼女から合格点をもらえそうな気がしました。

「照子さんの化粧って、そういうことだったんですね」

広げた化粧道具を片づけていると、マッサージから仕上げまで一部始終をじっと見ていた、彼女が唯一病魔と闘う姿を見せた男性が呟きました。私はこのひと言がとても印象的で忘れられません。彼は、あのときの十数分のメイクだけで、私が目指すものを感得したのだと思います。

私は葬儀には出席せずに帰りましたが、あとから聞いた話では、時間が経っても肌の色も変わらず、メイクをしたときの美しさそのままだったそうです。

また、彼女には専属のヘアメイクさんがついていたのですが、そのことを知る友人たちが、

「彼女のお化粧はいつものヘアメイクさんがやったの？　今日の彼女がいちばんきれいね。いつもこうしていたらよかったのにね」

といったそうです。ふだんの彼女は少しきつめのメイクをすることが多かったのですが、私がつくったのは精悍ながら、おだやかな印象のメイクです。彼女のことをよく知るひとたちにとっては、いつもよりもやわらかいイメージに映ったのでしょう。

●冷凍の遺体に接して

場合によっては、亡くなってすぐに葬儀が行えず、いったん冷凍室に保管されることもあります。

ある女優さんが亡くなったとき、遺言で指定されたお寺が空いていなかったため、日程が合うまで冷凍室に保管されることになりました。遺族に冷凍室から出たあとで化粧してくださいといわれていました。

私はそういう状態でメイクをしたことはなかったので、ちゃんといつものようにできるかどうか不安でした。

当日、まさにその不安が的中しました。まだ冷凍が取れないため、肌に触れたそばから溶けてしまい、ファンデーションも口紅もまったくのらないのです。できるだけ肌に触れないようにし、腕を棺に載せて固定した状態で、冷たくしたスポンジでそーっとのせるようにファンデーション、頬紅、アイメイクに入ったところで、溶けた水分がまぶたからすーっと、まるで涙のように流れました。

「ああ、お母さんが喜んで泣いている」

見ていた娘さんがそういったのです。

私は必死でメイクをしていましたが、そのひと言で、そういうふうに思ってくれるのかと安心しました。肉親を送る家族の気持ちを見たような気がしました。

なんとか無事にメイクを終え、このときもすぐに仕事場に戻らなければならず、葬儀には参列できませんでした。

私にとっても初めての経験だったので、そのあとのことが気になって仕方がありません。

その夜、最後まで居残った友人に電話で「どうだった?」と恐る恐る尋ねると、「うん、そのままきれいだったよ」とのこと。よかった。大きく息をつきました。溶けて、水分が流れても、カバー力があり、長時間もつ化粧品を選んだのが正解でした。

この経験はいまのところ、私が携わった死化粧のなかでもいちばんむずかしいケースです。もし、もう一度、冷凍された遺体にメイクをする機会があったら、エアブラシの手法を取り入れてみたいと思っています。

私は趣味で木彫りの彫刻をするのですが、エアブラシを吹きかけて彩色をします。これならば、遺体に触れることなく化粧ができますから、うってつけに違いありません。調べてみると、遺体の消毒や修復などで長期保存を可能にするエンバーミングが発達している欧米では、すでに取り入れられている技法でした。

日本の化粧品業界でもエアブラシの手法を用いた商品が増えてきており、私の「「フロムハンド」メイクアップアカデミー」でも、昨年からカリキュラムのなかにエアブラシ技法を取り入れています。もちろん生きているひとへのメイクについての授業ですが、私は死化粧にいちばん適している技法は、これからの時代はエアブラシではないかと思っています。

●病院でのメイク

私の親友が病院で亡くなり、朝の四時にそこへ行って化粧をしたことがあります。一週間ほど前から死が近いと聞いていましたので、急の知らせにも心の準備ができていました。病院へ行き、事情を話すと、メイクの場を設けてくれました。

友人は、近隣の主婦にお得意料理をつくってもらい、それをケータリングする会社を興したひとで、料理を届けるばかりか、そこで出たゴミまで持ち帰るサービスが好評で、とても忙しく働いていました。

私がメイクを始めると、看護師さんや、親友の息子さんの彼女なども興味深そうに見つめていました。顔をひもで巻いていましたので、訳を話して、それは取っていただきました。

そこで初めて使ったのが、ミツロウ入りの「ミエルボーテ」という化粧品で、TV通販で売り出すと五分で二千個がすぐに売れ切れるという品物です。ミツロウが入っているので、非常に伸びがよく、保湿の役目も果たすのです。

この化粧品は、お休みの日にはスッピンで過ごしたい。それもきれいなスッピンがいい——という女性のニーズに応えようと考え出したものです。

私は木彫りが趣味の一つなのですが、仕上げに木の乾燥を防ぐのにミツロウを使います。

エジプトのミイラでもロウを使っています。化粧品でもリップクリームなどには、高級なミツロウを使用しています。それがそもそもの発想の元です。

もしかしたら、これをエンゼルメイクで使えるのではないか、と考えました。遺体は急速度で、まるでティッシュペーパーのように乾燥を始めるからです。

家の台所で開発作業を始めました。クリームとミツロウを鍋で火にかけ、最適なものを開発するわけですが、鍋を十いくつ潰してしまいました。

これを開発して二か月後、我が親友に初めて試してみたところ、伸びが違うのが一目瞭然です。スタッフの一人も、私の話を聞いて、自分の祖父のエンゼルメイクに使ったところ、その効果にびっくりしていました。

親友はがんで亡くなったのですが、見つかったきっかけは、たまたま転んで腰が痛く、病院に入って検査したところ、手の施しようのない状態とわかったのです。死だとかお墓、お骨などといったことを極端に恐がるひとでしたから、死期が近いといったことは一切、知らせませんでした。

死者の皮膚は、いかに質感を保つかが大事です。それと、ところどころに血色をつけることも必要です。ほっぺただけにすると、おてもやんみたいになってしまいますが、生者をよく観察するとわかるように、血色は鼻にあったり、耳にあったり、あちこちと散らばっています。それを死者の顔にも再現するのです。

●ある愉快なエピソード

二〇代の女性向けのファッション誌の編集をするなど、ファッション・ジャーナリストとして活躍していた女性が、六五歳のときにがんで亡くなりました。

彼女は同時代にそれぞれのキャリアで切磋琢磨した同志のような存在でしたが、私と同じ「照子」という名前で、彼女を含めて五人の、職種の違う照子が集まって「照子の会」という会を開いていました。「てるこ」は「輝子」ではダメで、「照子」でないと参加資格がありません。

照子という名前をもつ人間はみんな、明るい、おっちょこちょい、物忘れが激しい、といったことを話題にしたり、最近、照子という名前は人気がなく、テレビで照子といえば、ドジなお手伝いさんが「照子！」と呼ばれたりするぐらいだ、などと、げらげらと笑いながら楽しむ会です。

五人の照子のなかでいちばん照子らしかったのが、急に亡くなった照子さんで、無くしものをするのはしょっちゅうで、見つかったものを取りに行った帰りのタクシーにまた忘れ物をするぐらいのひとでした。

会の開催場所は、会員の一人の軽井沢の別荘だったり、料亭だったりと、毎回、工夫をしていました。思い出すのは、ある料亭で、私たちの会が余りにも賑やかなので、女将が顔を出して「どういう会なんですか?」と尋ねたので、全員で名刺を渡したところ、その女将が目を白黒させたことです。「みなさん、照子さんですか!」

急に亡くなった照子さんは、私より六、七歳年上で、メンバーのなかでいちばん年上でした。

出版社に六〇歳まで勤め、独立したのですが、私は彼女の生き方を見ていて、独り立ちするにはもっと早いほうがいいと思い、五六歳で独立しました。そういう決心をさせてくれたひとでもあります。

生前に改めて「私が死んだら化粧をしてね」などと頼まれたことはありませんでしたが、そういう場面が訪れたときには当然、私がさせてもらうつもりでいました。

でも、こんなに早くそのときがやってくるとは思ってもいませんでした。エネルギッシュで元気なひとだったので、訃報が信じられませんでした。

最期のお化粧をすませ、ご主人に挨拶をしました。ご主人にお会いするのは、このときが初めてでしたので、「私も、照子さんと同じ、照子といいます」というと、「妻からよく聞いていました。彼女にとって、なんの利害関係のない『照子の会』がいちばん楽しい場だったようです」と教えてくれました。

メイクがすんだ遺体を棺に移し、はしごを使って斎場の一段高いところに棺を安置しました。やがて故人の親友で、私の知人でもあるひとが、よろける身体を抱えられるようにしてやってきました。急な知らせに気落ちしているのが傍目にもわかる感じでした。ところが、祭壇の上に眠っている照子さんを見たとたん、ぎゃっという悲鳴とともに、はしごから転げ落ちてしまいました。

何事かと思って、大丈夫？　と駆け寄ると、震える声で、

「亡くなったのは、てっきりご主人だとばかり……そう思い込んでいたので、照子さんが眠っていて仰天したの」

突然の死だったので、まさかあれだけ元気だった照子さんのわけがない、と勘違いしたのでしょうが、私は不謹慎にもクスクス笑ってしまいました。

亡くなった照子さんは人脈の広いひとでしたので、綺羅星のごとく並んだ紳士淑女のだ

れに弔辞を読んでもらうかご主人は判断がつきかね、利害関係のない私にやってくれとおっしゃいます。私はこれも縁だと思い、お引き受けすることにしました。

しばらくして、その知人と顔を合わせる機会がありました。「あのとき、あなたが祭壇から転げ落ちたのは私のメイクがあんまりきれいだったから、その美しさに驚いたのかと思ったわよ」とからかったことも懐かしい思い出になっています。

照子の会は、年長の照子さんが亡くなってから、自然と集まる回数が減り、偲ぶ会を最後に自然消滅しました。

●本人のコンプレックスをさりげなく隠す

コーセーの教育部門で私の部下だったひとが五〇歳で亡くなりました（すでに私はコーセーから独立していました）。

彼女はこだわりの強いひとで、本社に上げて、広報とか消費者担当など、より広い見地で経験を生かしてもらおうとしても、「現場にいさせてください」といって聞かないタイプでした。

彼女は休みを溜めては、海外旅行に出かけていました。化粧の濃いのは、その外国かぶれのせいだね、と話していたひとがいたほどです。

いつもファンデーションを厚く塗っていて、本来の美しさを隠しているようなところがあり、絶対に素顔を見せないひとでした。

私は入院している病院へ行って、死期の迫った彼女の手や足をさすってあげるくらいしかできませんでした。そのときに初めて素顔を見たのですが、きめの細かい、とてもきれいな肌をしていました。こんなにきれいなのに、なぜ素肌を隠したがったのだろうと不思議に思ったのですが、亡くなったあとに彼女のお母さまにうかがった話では、頬に小さなあざがあり、本人はそれがものすごくイヤで仕方がなかったということでした。まわりから見たら、いわれなければ気づかないような、本当に小さなあざだったのですが、本人にとってはよほどコンプレックスだったのでしょう。いつも強力なカバーファンデーションを厚塗りしていて、同僚からは「照子さんにお化粧してもらったらいいのにね」などとよくいわれていました。

私は、本来の美しい肌を生かしたナチュラルメイクで、少女のようなかわいらしい印象をつくりました。気にしていたあざは、コンシーラーをちょんちょんと軽くのせるだけで、簡単に隠せました。

「こんなに簡単にカバーできるのに、もったいなかったわね。元気だったときに教えてあげればよかったわね。ごめんなさいね、気づかずに」

そんなふうに彼女に話しかけながら、メイクを終えました。お通夜、そして告別式には、コーセーの元同僚や先輩、上司もたくさん参列したのですが、みな口をそろえて、「なんて美しいんでしょう」「本来は、こんなに肌がきれいなひとだったんですね」などといっていいます。「いつも、こうしていればよかったのに」というニュアンスが感じられました。

不思議なもので、コンプレックスとしみやあざの大小は関係がありません。彼女のように小さくてもとても気にするひともいますし、その反対のひともいます。

印象深かったのは、写真部の男性がしみじみと彼女の顔を見ながら、「今日のきみがいちばんきれいだよ」といって、何枚も写真を撮っていたことです。のちに、私の会社の二〇周年パーティーのときに、彼がお祝いでやってきて、「写真の整理をしていたら、あのときの死化粧の写真が出てきたんだけど、あれは本当に美しかった」としみじみ呟いていました。

最期の化粧では、そのひとらしさを表現することが大事だと思っていますが、本人がひとに見せたくない部分をさりげなくカバーする心遣いは必要です。生前に望んでいなかったことを、死後にするのは厳禁です。故人の顔を見れば、こうしてほしいという声が聞こえてきます。あざやしみ、傷痕などがあったひとは、耳元でこっそり「私のコンプレックスを隠してね」と囁いてくるのです。

かつて私は、「医・美・心研究会」というボランティアの活動をしていました。これは、ケガ、病気、加齢、先天性などによって、顔や身体の一部が損なわれてしまったひとたちのクオリティ・オブ・ライフの向上を目指し、形成外科、皮膚科などの医学と、心理学、そして化粧学が協働で研究、支援活動を行うことを目的とする組織です。私は化粧学の専門家として、この活動に参加していたのですが、自分の身体や顔が、病気やケガなどで変化してしまうことがいかに心的ストレスを与えるか、改めて学びました。そして、メイクアップが心理的側面だけでなく社会的にも、そして、生理的にも効果があることについて、実感としては認識していましたが、科学的根拠にもとづいて知ることができたのも大きな収穫でした。

その研究会での経験は、最期のメイク（エンゼルメイク）にも非常に役立っています。病気で変わり果てた自分の姿を他人に見せたくないというひとは多いのです。しかし、お通夜や告別式などで、その意に染まない姿をさらすことになります。故人の尊厳を守るためにも、エンゼルメイクを広げたいと切に思います。

●娘さえ気付かない主人への化粧

最後に、私の主人の死について触れたいと思います。

六年前、七五歳のときに亡くなりました。予兆として、突然声が出なくなったり、突然何度も転んだり、もの忘れが激しくなったりするなどの変化があり、おかしいなと思って病院で調べてもらったところ、多発性脳梗塞が見つかったのです。

これは、同時に複数の脳の血管が小さな血栓によって詰まり、脳梗塞の症状を起こす病気です。まだら痴呆のようになって、靴でもなんでも、いろいろなものをピカピカに磨きだしました。担当の看護師さんに「小林さんって、こんなにきれい好きだったんですか？」と聞かれて、「いえいえ」と答えたのですが、想像するに、何かに夢中になることで心理的な負担をやり過ごしていたのかなと思います。半年ほど入院して病院で息を引き取りました。

主人の死化粧は、専用のメイクセットではなく、私がふだん使っている化粧品を応用しました。女性は色白に、ほんのりピンクのチークを頬に塗ると優しい雰囲気に仕上がるのですが、男性の場合は、少し日焼けをしたような肌にすると健康的なイメージになります。

まず、頬に塗るチークをベースにしてファンデーションをミックスし、ローズタンの色を最初からつくり、ブラシで顔全体に伸ばしていきました。すると、みるみるうちに生きているときの健康的な肌を取り戻しました。眉毛をブラッシングして整え、睫毛はティッシュで拭くとツヤが出てきます。口元は、色気が失われていますから、少し茶色っぽい色の口紅とファンデーションを少し合わせて自然な色をつくり、唇にさらりとのせます。主人にしたのは、それだけです。


三分もかかっていないと思います。だれもいないときにサササッと終わらせました。その短い間にも、本当に走馬燈のように、主人との思い出が次から次とよみがえってきました。

さて、みんなはどんな反応をするだろうか――。主人に限らず、死化粧を終えたあとは、必ずほかのひとの反応を見るようにしています。


従兄が主人の顔をのぞき込んでいいます。

「兄さん、なんだかぜんぜん生きているときと変わらないなぁ。不思議だよな。死んだひとの顔色とは思えないよ」

娘もまさか私が化粧をしたとは気づかず、生きているときと変わらぬ姿で、やすらかに眠っているように見える父親を見て、安心しているようでした。ほかのひとたちも、口々に「元気なときと全然変わらないね」と話しています。

私はメイクをしたことはだれにも打ち明けず、一人、思いどおりの化粧ができたわ、と満足していました。心のなかで、「あなた、みんなからいい死に顔だといってもらえてよかったわね」と主人に向かって語りかけました。

主人に化粧をしたのは、これが最初で最後でしたが、きっと彼も喜んでくれたに違いありません。

●若い世代へエンゼルメイクの継承

死化粧（エンゼルメイク）の普及と確立は、私のライフワークであり、病院への普及活動を行っていますが、私が運営する学校「［フロムハンド］メイクアップアカデミー」でもエンゼルメイクの授業をカリキュラムに組み込んでいます。

卒業生の一人で二〇歳の女性は、授業で教わったエンゼルメイクを、親戚のおばあさまが亡くなったときにしてあげたそうです。その様子を涙ながらに報告してくれました。

エンゼルメイクの授業を受けて、一か月も経たない頃、半年に一度はいっしょに旅行に行くなど親交の深かったおばあさまが肺炎で亡くなりました。亡くなる一週間前も旅行に行ったばかりなので、突然の死が信じられなかったといいます。おばあさまは九三歳でしたから、大往生といっていいでしょう。

エンゼルメイクの授業は一日、それも午前中だけ、実習はやらず、私の経験をまじえてエンゼルメイクとは何か、どういう手順で、どんな処置をするか、と具体的な流れを説明します。

彼女はとても熱心な生徒で、しっかり私の説明をノートに書きとどめておいたそうです。とはいえ、まさか自分が実際にエンゼルメイクをすることになろうとは、しかもこんなに早く……と、めぐり合わせに驚きつつ、自分が使っている化粧道具を持って、おばあさまのご自宅へ向かいました。

授業では自分が使う化粧品とは別に、エンゼルメイク用のものを用意しておきなさいと教えていますが、突然の出来事だったため、足りないものは途中でいくつか買って、その場に臨んだそうです。

彼女は必死になって授業でメモしたことを思い出そうとしたそうです。それで思い出したのは、「他人のファンデーションでも削って、自分の手に塗って確かめて使う」といった私の言葉だそうです。おばあさまのメイクで、それが役立ったといいます。駆けつけたとき、亡くなって三時間しか経っていなかったため、まだ体温が残っていました。

「いまのうちだったら、生きているひとにするのと変わらないメイクができるかも」

彼女は急いでホットタオルを用意し、教わったようにおばあさまの顔にしばらく当てると、すぐに血色が戻ってきました。

「先生に教わったとおりだ」

その変化に手応えを感じ、ファンデーションを薄くのせてみました。最初はちょうどよく見えるのですが、時間が経つにつれ、肌の色が土色に沈み、額や首、ほっぺたに死斑が浮いているのが目立つようになってきました。

彼女は、お通夜も葬儀のあいだもずっとおばあさまのそばにいて、何度もファンデーションを塗り直し、死斑が目立たないようにカバーしようとしたのですが、冷たくなった肌にはファンデーションがなかなか伸びず、そこだけ浮いた感じなってしまったそうです。

「眉が正面から見たら非対称なので、直そうと思ったら、それが思うようにいかないんです。やはり生きているひとのメイクとは全然感覚が違う……」

彼女にとっては初めてのドキドキものの〝実習〟です。

ほかに初体験で戸惑ったのは、ひとの顔を逆に見て化粧をしたことです。ふだん授業などで習っているのと、まったく感じが違うわけです。それと、化粧道具はどこに置けばいいのかというのも気になったといいます。あと、力の入れ方が気になったともいいます。私が授業で、あまり力を入れると皮膚が動いてしまう、と注意したからだそうです。

大きな問題としては、メイクをするのに、目標をどこに置くのか、ということがありました。九三歳ともなれば、彼女としても年老いた姿しか知りません。遺品を見ても、若い頃の、それも白黒の写真ばかりです。

心したのは、小さいときに見た親族の遺体の、真っ赤な唇、ほっぺたにだけはしたくない、ということ。自然な感じのおばあちゃんにしたかったといいます。唇にうっすらとピンクを入れ、ふだんは使わないアイライナーを使ったそうです。閉じた目でも、遠くからでもわかるよう配慮をしたといいます。

彼女はずっとそんな緊張の連続のなかにいたので、涙を流すことなどできなかったそうです。

それでも、ずっとそばにいて、最期の化粧をしてくれたことを、きっとおばあさまは心から喜んでくれたに違いありません。

おばあさまは人望のあった方で、ひっきりなしに親類縁者が集まってきたそうです。たくさんのひとが見つめる緊張のなか、彼女はよく堂々とメイクをしたと感心します。彼女の話を聞いて印象的だったのは、メイクのあいだずっと見守っていた親戚のおばさんが、ひとが来るたびに、

「いま、キミカ（彼女の名）がきれいにしてくれているから」

と、涙を流しながらいってくれたことです。

「それにしても、私が授業で教えたことを非常に細かいところまでよく覚えていたものね」

と感心していうと、もともとエンゼルメイクに関心があったといいます。彼女の母親が美容師で、親族の死化粧をしていたことも影響したようです。ちなみにお姉さんは看護師さんだそうです。

彼女の親族には高齢者が多く、しょっちゅう何回忌だかの集まりがあるそうで、「そのときがきたら、私がやってあげたい」と思っていたといいます。

それを聞き、私は心から頼もしく思い、そして人間のなかにはごく少ないながらも一定

の割合で、そういう私心を持たないひとがいるものだ、と安心もした次第です。

彼女のように、若い世代のなかから、自分の家族や大切なひとが亡くなったときはエンゼルメイクをしてあげたい——そんな思いやりのあるひとが育ってくれるのが私の切なる願いです。

3章

看護師さんたちが待ち望んでいたエンゼルメイク

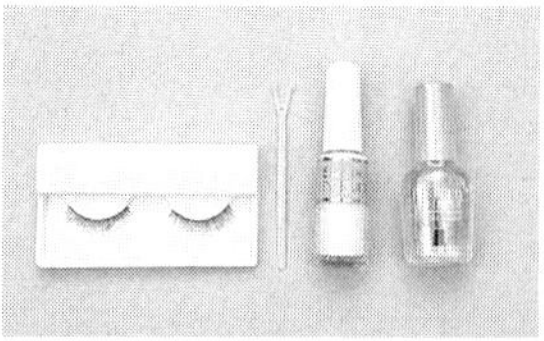

1　エンゼルメイク研究会前史

熱意のひと、来たる

●ある必然的な出会い

前章で見たように、25歳のときに初めて死化粧（しにげしょう）をしたことがきっかけで、親しい友人や仕事でお世話になった方などが亡くなると、時間の許すかぎり出かけて行ってお別れの化粧をしてきました。

死に逝くひとと接することで、私は美容を通してひとの一生を扱うのだと強く意識するようになりました。

時折、「小林さんに死化粧をお願いしたいのですが」と一般の方からお問い合わせをいただくことがありますが、仕事として引き受けているわけではありませんので、当然、お断りをしています。第一、生前のイメージがないのに死化粧をすることはできません。心からひとを送る手段の一つが死化粧です。ただ、最期の化粧に大きな意味があることは実感していましたので、どうにか広く普及させることができないかと思っていました。

そんなときに、一人の女性と出会いました。のちに漫画『おたんこナース』の原作者として有名になる小林光恵さんです。その漫画は、新米看護師の成長を描きながら、笑いあり、感動ありの物語で、「死」というシリアスなテーマにも取り組み、世評も高いものでした。

今回、この本を書くに当たって、光恵さんにも改めてお話を聞きました。

●一つの大きな疑問

光恵さんはもともと看護師で、現役時代に一つの大きな疑問をもっていたそうです。なぜ患者が亡くなると家族を病室から出し、主に看護師が遺体を拭いたり着替えをさせたり、顔を整えたりするのだろうか、と。医療的な処置を含むため、「それをご覧になるのはおつらいだろう」と配慮した対応ですが、人生最期のほんの一時期だけかかわった自分が、家族の代わりでいいのだろうか、という思いがありました。

しかも、業務中に使う必要物品であるにもかかわらず、看護師それぞれが私物を提供しているため十分でない化粧品類……。自分では使わないいただきものの真っ赤な口紅、崩れてしまったプレストタイプのパウダーファンデーション、汚れたスポンジ……。それらがお菓子の空き缶に入れられていて、光恵さんは「何もしないよりはまし」という気持ちで使っていたそうです。

「死」というものが、病院のなかでは淡々と受けとめられ、当たり前の風景のように流れていく。それでも自分が担当した患者が亡くなったときは、「○○さんが亡くなった」と悼み、心のなかで名前を呼びかけながら、体を拭いたり、髪を洗ったりしたそうです。しかし、自分の患者でない場合、名前は記号と同じで、遺体に思い入れができない面があったといいます。

光恵さんには「死」の原初的風景とも呼ぶべきものがあるそうです。幼い頃、彼女の大おばあちゃん、つまり曾祖母が亡くなったときの話を私にしてくれたことがあります。

自宅で亡くなった大おばあちゃんの周囲を家族が囲んで、思い出話をしたり、頬に触れたり、手をさすったりしたそうです。やがて、顔を整える段階になり、大おばあちゃんの顔をみんなが見つめ、「色白だったね」などと話しながら化粧をしたといいます。思い出話にくすくす笑っているひともいて、不思議と和やかな雰囲気だったそうです。

祖母にうながされて触ったその手は、見た目は寝ているときと変わらないのに、ひんやりと冷たく硬くなっていてギョッとしたそうです。それでも、怖いとは感じず、むしろ、亡くなったひとをみんなが見守って見送る温かさのほうが心に残ったといいます。

看護師としての約四年間でいろいろ思うことがあり、二〇代後半には出版社に勤務し、三〇代からはフリーランスの立場でライター・編集の仕事を始めたそうです。

会社をつくったこともあって、仕事は何でも拒まず、書籍の企画から雑誌記事まで、あれこれとこなしたようですが、いつも頭の片隅に死化粧や死後処理の件があったといいます。研究会のようなものを立ち上げようと思うものの、費用が持ち出しになることは目に見えていたので、会社をつくったばかりの彼女は、踏み切れなかったといいます。

光恵さんが私を初めて訪ねて来られたのは、本の企画を探していて、たまたま池袋の本屋さんで私の本を読み、とても奇妙なことが書かれていたので興味をもったといいます。

何が書いてあったかというと、私が引っ越しをするのに、荷物をトラックに積んでから行き先を探したという一件です。面白い女がいるな、とでも思ったのでしょう。

初めて会った光恵さんは、吹き出物が顎を中心にぶつぶつと顔全体に出ていて、そのことをひどく気にしている様子でした。終始うつむいたままで、ひっきりなしに顎の吹き出物を触っています。あまり頻繁なので、数えて二〇回カウントしたときにいいました。

「あなたね、もう二〇回も顎に触っているわよ。手のバイ菌が吹き出物を悪化させているんじゃないかしら。触らないようにして、そのかわり一日に二〇回、手を洗うようにしてみなさい」

ハッとした彼女は、いわれたとおり実践したところ、みるみる肌の調子がよくなりました。

本のことで何度も彼女と会ううちに、彼女には死後のメイクに関して、強い思いがあることが伝わってきました。私もコーセーから独立したばかりの頃で、彼女にはハッピーメイクの講座にも入ってもらい、私のメイク理論とその実際を体験してもらいました。

私自身が若い頃から友人たちに死化粧をしてきたことも話しました。おそらく私たちは、いずれ会うべくして会った二人だったのだろうと思います。

その後、彼女は看護師仲間に呼びかけ、三〇〇人ほどのエヌスリーという名のネットワークをつくり、看護師同士が語り合うイベントを組んだり、『AKE気分』という機関紙を立ち上げました。

その機関紙で「死後のケア」の特集をやったそうですが、私には別の件で取材に来たこ

漢字がたのしくなる本

シリーズ

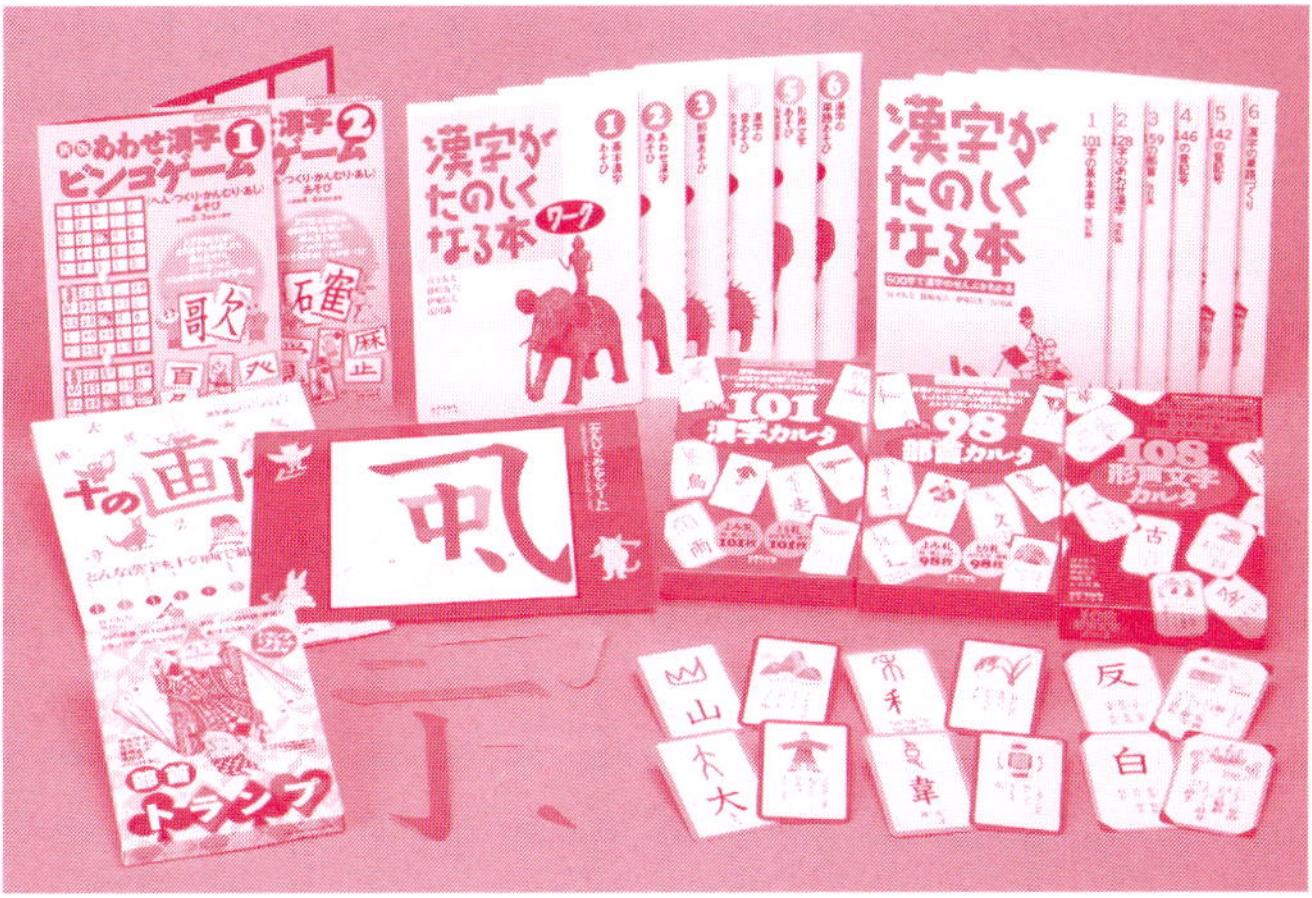

■漢字がたのしくなる本テキスト①〜⑥
■漢字がたのしくなる本ワーク ①〜⑥
■新版 101漢字カルタ
■新版 98部首カルタ
■108形声文字カルタ
■十の画べえ
■新版 あわせ漢字 ビンゴゲーム ①②
■部首トランプ
■ようちえんかんじカルタ

ご注文の方法

全国の書店で取り扱っています。
お急ぎの方は当社へ直接どうぞ。代金引換の宅急便でお届けします。
送料・手数料
(1)代金1500円未満は500円、
(2)1500円〜1万円未満は200円、
(3)1万円以上は無料です。
郵便振替でのお申し込みも承ります。

太郎次郎社エディタス

〒113-0033
東京都文京区本郷4-3-4-3F
電話 03-3815-0605
ファクス 03-3815-0698
Eメール tarojiro@tarojiro.co.jp
webサイト http://www.tarojiro.co.jp

白川静文字学に学ぶ **漢字なりたちブック**

伊東信夫著　金子都美絵絵

なりたちを知った 漢字は忘れない！

小学校で習う教育漢字1006字すべてのなりたちを学年別にまとめた新シリーズ。漢字に秘められたもともとの意味を、「絵＋古代文字＋なりたち」でわかりやすく解説します。漢字研究の第一人者・白川静博士の学説にもとづいた、子どもの興味がふくらむ一冊。大人が読んでも驚くことばかりです。

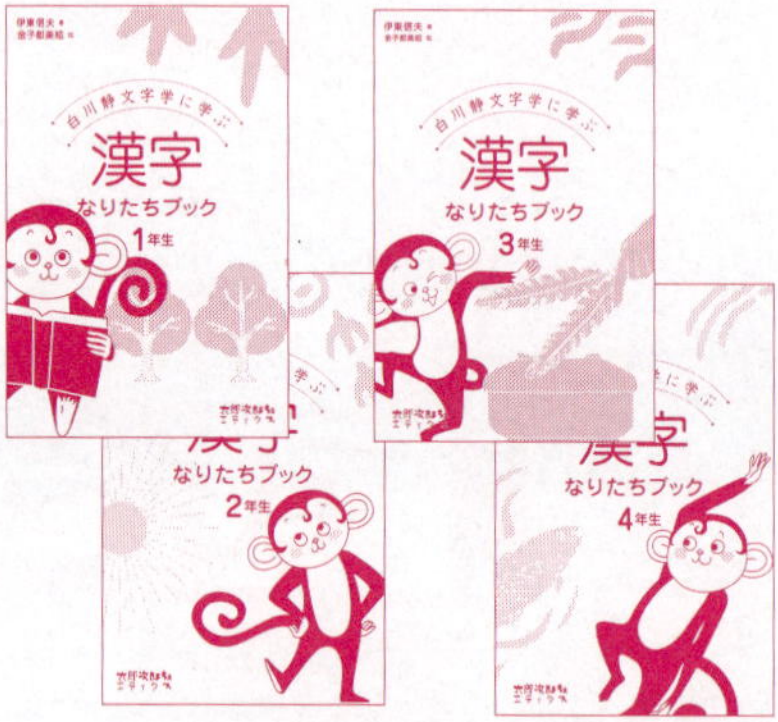

1ページ1字ですっきり解説！
習った漢字がすぐわかる。
漢字配当表と同じ配列です。

＊1年生のみ意味グループ配列

四六判／全ページ2色刷

定価　1年生　1,200円＋税

2年生～　各1,400円＋税

以下続刊予定　5年生　2013年3月発売

6年生　2013年6月発売

学年対応・文字別の新シリーズ

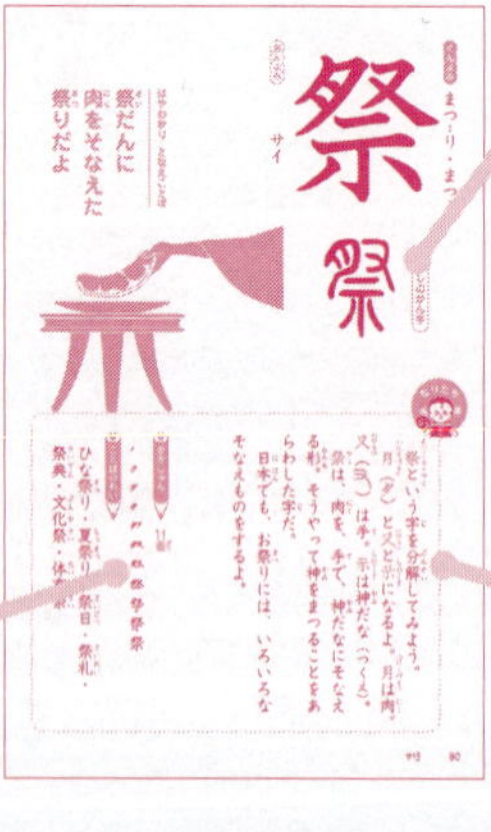

「絵→古代文字→楷書」と、漢字成立の流れが一目瞭然。

「音読み・訓読み」「書き順」「単語の用例」が身につく。

「早わかり唱えことば」＋「なりたち解説」で意味を納得。

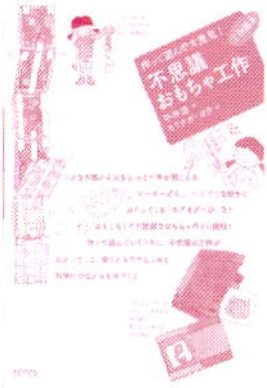

作って遊んで大発見! 不思議おもちゃ工作

平林浩著　モリナガ・ヨウ絵　［工作絵本］

おもちゃが動くしくみを知れば、工作も遊びももっとたのしくなる!　手品のようなしかけのおもちゃ、遊ぶのにコツがいるおもちゃ、実験をしながら遊ぶおもちゃ。おもちゃにつまった不思議の正体を、作って遊んで発見しよう。　B5判・本体1900円＋税

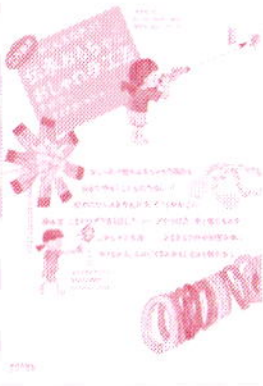

キミにも作れる! 伝承おもちゃ&おしゃれ手工芸

平林浩著　モリナガ・ヨウ絵　［工作絵本］

吹き矢もブローチも、和紙皿も編みかごも、自分で作るとこんなにたのしい!　遊ぶもの・かざるもの・使うものぜんぶ、とことん手づくりしてみよう。心をこめて作ったものは、きっと世界でひとつだけの宝物になる。　B5判・本体1900円＋税

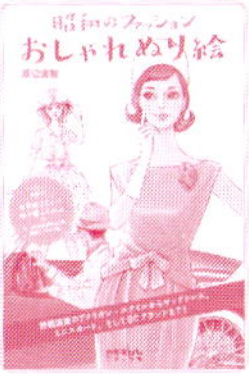

昭和のファッション おしゃれぬり絵

渡辺直樹作　渡辺明日香解説

サックドレス、ミニスカート、DCブランドまで!　昭和の代表的なファッション、バッグ、ヘアスタイルを色鉛筆で再現できるぬり絵です。お手本21ポーズ、ぬり絵44ポーズ。流行色の解説と年表もついて、当時の様子がよくわかります。　B5判・本体1400円＋税

2013年
3月刊行

野歩き万葉集［春・初夏の草花］（仮題・以下続刊）

山田隆彦・山津京子著

万葉集に登場する春の草花を、それぞれを詠んだ秀歌とともに紹介するガイドブック。カラー写真つきで特徴を解説し、分布する場所や観賞に適した野歩きコースを案内。役立つアドバイス満載で、野歩き入門者にもおススメの一冊。四六変型判・予価1600円＋税

2013年
2月刊行

学ぶ、向きあう、生きる　楠原彰著

大学での「学びほぐし（アンラーン）」――精神の地動説のほうへ

キミの弱さや悲しみを中心に地球が回っているわけではない――「自分」に囚われがちな若者たちと、いま、どんな学びが可能か。教室で〈隣人としてのマイノリティ〉と出会う。アジアの〈現場〉を体験する。人が、世界が、見えてくる。四六判・予価1800円＋税

太郎次郎社エディタス

新刊案内 2013年・早春

表示価格は2013年2月現在の
税別・本体価格です。

オトナ婚です、わたしたち

十人十色のつがい方

大塚玲子著

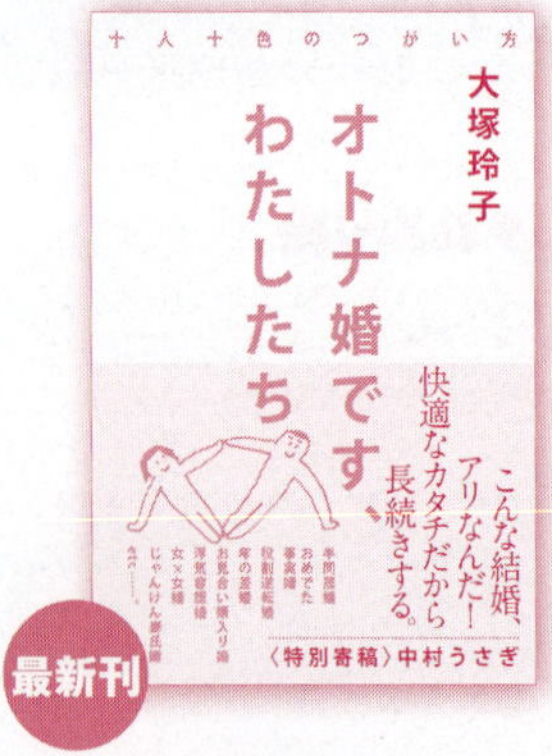

2013年2月刊
四六判　本体1500円+税

こんな結婚、アリなんだ!
快適なカタチだから長続きする

形も中身も多様な「つがい方」をしている10組のカップルを取材。入籍の有無、別居や通いもありの住まい方、浮気容認婚、年の差婚、さらに同性婚まで。自分にとって居心地のいい関係を求めたら、こんなフウフになりました。

死に逝(ゆ)くひとへの化粧

エンゼルメイク誕生物語

小林照子著

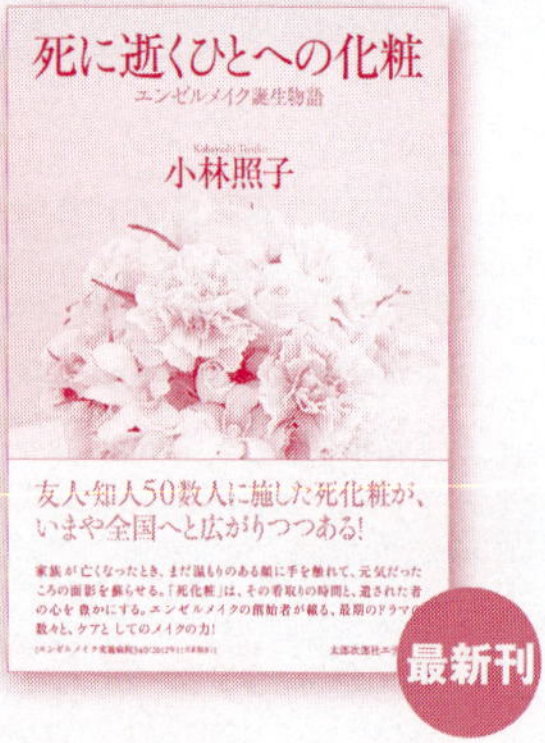

2013年2月刊
四六判　本体1600円+税

生と死をつなぐエンゼルメイク
心に迫る15のメモワール

家族が亡くなったとき。まだ温もりの残る顔に手を触れて、元気だったころの面影を蘇らせる。「死化粧」は、一度きりの看取りの時間を、そして遺された者の心を豊かにする。エンゼルメイク創設の著者が語る数々のドラマと実践。

とを覚えています。その取材の合間にも、光恵さんは看護師さんのための死化粧の研究会を立ち上げたい、と何度かおっしゃっていました。

その後も、私のやってきたことを漫画の題材にしたいと提案して下さったりしたのですが、先の漫画が大ブレークしたので、私の漫画化計画は幻に終わりました。

●エンゼルメイク研究会、発足

二〇〇〇年の暮れ、四〇歳の誕生日を迎えた小林さんが私のもとへやってきました。満を持してという感じでした。

というのは、彼女にとって四〇歳は「本格的な大人に突入した」年齢で、意志ある大人の行動として、かねてから抱いていたエンゼルメイク研究会の立ち上げを実現しようと考えたようです。

光恵さん、いわく、

「死化粧の問題に真剣に取り組みたい。相談にのっていただけませんか？　まずは病院の実態を把握するために看護師にアンケートを取ろうと思うんです。それをもとに、死化粧専用のメイクセットを開発したいと考えています」

と、真剣なまなざしで訴えます。

それまでも彼女の思いを幾度か聞いていましたし、「人生最期の化粧」を充実させたいという思いは、私も同じです。医療の知識があって、実際に日々患者の世話をしている看護師さんたちに、美容のプロとして技術を伝えることができれば……私の死化粧の経験も役立つかもしれない……。

「いいわよ。ぜひいっしょにやりましょう」

即答していました。

翌二〇〇一年一月、光恵さんと私、共通の問題意識をもつ美容研究家、新聞記者たち五人で研究会を立ち上げました。名前は「エンゼルメイク研究会」としました。

それまで、病院で亡くなったひとのケアについて、さまざまな言い方がされていました。ある病院では、顔のメイクだけを「死後メイク」、全身を整えるのを「死後処置」といったり、両方やるのを「エンゼルケア」といったりバラバラでした。これといった呼び名のない病院もありました。

私たちは「エンゼル」という優しい響きが、自分たちのやろうとしていることにぴったりに思え、「エンゼルメイク」と命名しました。

エンゼルメイクとは何か。研究会を立ち上げるにあたり、改めてその内容を検討し、次のように定義づけました。ちょっと硬い表現になっています。

エンゼルメイクとは、医療行為による侵襲や病状によって失われた生前の面影を、可能な範囲で取り戻すための顔の造作を整える作業や保清を含んだ、〝ケアの一環としての死化粧〟である。また、グリーフ（死別の悲嘆）ケアの意味合いも併せ持つ行為であり、最期の顔を大切なものと考えたうえで、そのひとらしい容貌・装いに整えるケア全般のことである。

この「ケアの一環としての死化粧」という視点は、私がいう「生きているひととの最期の化粧」と通い合うものがあります。死んだひとに対する〝処置〟としての化粧ではなく、死に逝くひとが十全に死に逝くための化粧ということです。

さらに、エンゼルメイクは、遺族のケアをも含んでいます。「死」を境に両者が截然と分かれるのではなく、死に逝くひとにメイクを施すことで遺族も癒されていく。いってみれば、生者と死者をつなぐもの、それがエンゼルメイクです。

多くの看護師が抱く違和感

●まずアンケート調査

研究会として最初に取り組んだのは、死後処置の実態を調べることでした。全国の病院にアンケートを送ったのですが、最初は反応が鈍く苦戦しました。

「亡くなったあとのことは医療行為ではないから、検討するのも無駄」「これまでとくにクレームがあったわけではない」などといわれ、一斉に断られました。小林さんの『おたんこナース』がコメディ仕立てだったことを指して、「漫画のネタにでもするんでしょ」と露骨に批判するひともあったくらいでした。

遅々として進まないアンケート調査に困った私たちは、小林さんの知り合いでもあった日本看護協会常任理事（当時）の嶋森好子さんに協力をお願いしました。

病院での死後処置のあり方について疑問をもっていること、故人と家族の看取りの時間を取り戻したいことを訴えると、嶋森さんは深く頷き、確かに変えなくてはいけないことだと共感してくださり、協力してくださいました。

看護師へのエンゼルメイクに関するアンケート

図2■道具の品揃えに不満はあるか

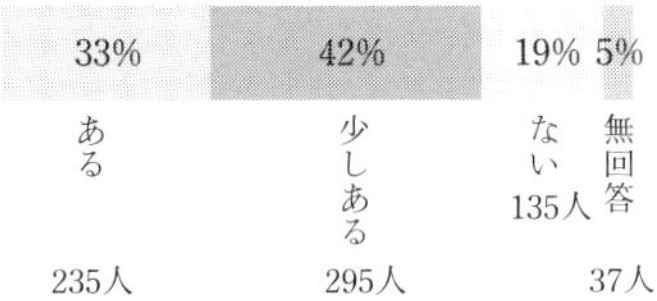

ある	235人	33%
少しある	295人	42%
ない	135人	19%
無回答	37人	5%

図1■死化粧を行うか

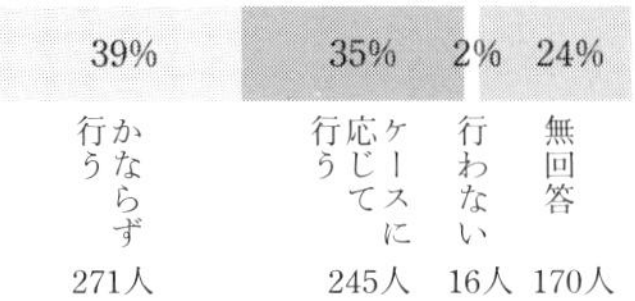

かならず行う	271人	39%
ケースに応じて行う	245人	35%
行わない	16人	2%
無回答	170人	24%
	702人	100%

図4■道具の入手方法への意見
（複数回答 回答数623件）

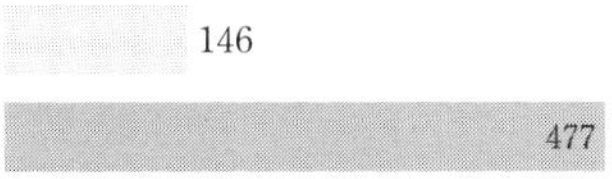

146
477

- 道具はスタッフが提供したもので十分だと思う
- 病院の経費で購入してほしい

図3■道具の入手方法
（複数回答 回答数816件）

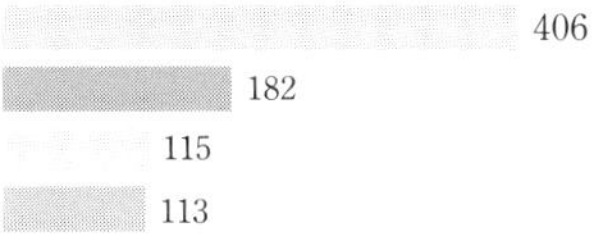

- スタッフの誰かがいらなくなったものを提供
- スタッフが試供品を提供
- 病院が購入したもの
- その他

図6■今後について
（複数回答 回答数1033件）

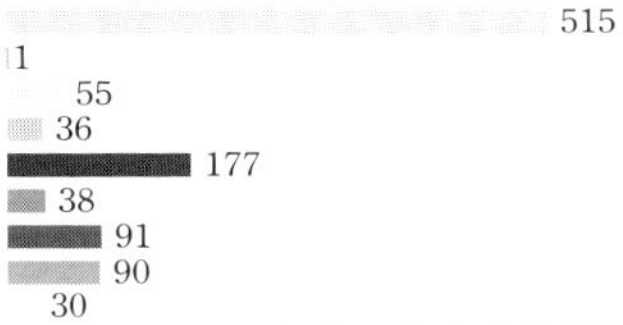

515
1
55
36
177
38
91
90
30

- お世話の締めくくりとして今後も看護職として続けていきたい
- 看護職の仕事ではないからしなくてもよい
- ご遺族にやってもらいたい
- 専門業者にゆだねたい
- かならずご遺族と一緒に行う方向にしたい
- 誰がエンセルメイクを行うべきか議論したい
- 理想のエンセルメイクのあり方を議論したい
- メイクアップのプロからアドバイスがほしい
- その他

図5■心がけていること
（複数回答 回答数2239件）

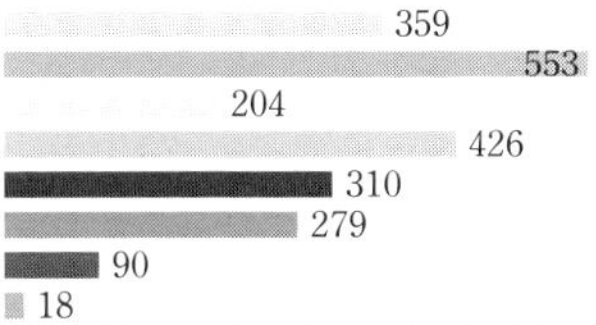

- 薄化粧
- 自然さ
- 元気なころの患者さんを再現する
- 血色をよくする
- 年齢に応じたメイク
- 華美にならないようにする
- なるべく手早く行う
- その他

出典：『厚生』2003年1月号（財団法人厚生労働問題研究会）
データはエンゼルメイク研究会提供

おかげで、アンケートが七〇〇以上集まり、どの病院でも看護師の持ち寄り化粧品で〝しないよりはまし〟のメイクをしていること、そのことに多くの看護師が疑問や気がかりがあることが明らかになりました。

印象的だったのは、毎日分刻みで仕事をしている看護師さんたちが、非常に熱心にアンケートに答えてくれたことです。どのアンケート用紙にも、びっしりと意見や疑問、こうしたいという思いが切々と綴られていました。病院の実態とともに彼女たちの真摯な思いが伝わってきました。

データ的には次のようなことがわかりました。

＊看護師は死亡した患者の約八割にエンゼルメイクを行っている。
＊死化粧を表す呼び名はとくにないところが七割で、「エンゼルメイク」というところは一割にも満たない。
＊メイク道具は、看護師が持ち寄るケースがほとんどで、私物を提供すること、長年そういう状態が続いていることにみな疑問を感じている。病院の経費でそろえるべきとの意見が七割以上だった。

個々人の思いには、次のようなものがありました。

＊メイクをする際、そのひとらしさ、自然さを心がけているが、ファンデーションが伸びなかったり、黄疸などの死後変化にどう対処したらいいかわからず困っている。

＊メイクをしたあと、本当にこれでいいのか、家族が見てどう感じているのか考えてしまうときがある。

＊いろいろ苦労はあるが、これからも自分でできる最期のケアとして、エンゼルメイクを続けていきたい。そのための技術が知りたい。

臨終から先のことは基本的には医療の範疇ではないという考えなのでしょう。看護学校ではいわゆる死後処置については教わっても、死に逝くひとへの化粧はカリキュラムに組み込まれていないそうです。

しかし、看護師の役目は、医師が「ご臨終です」といったあとも続きます。チューブを外したり、傷を手当てしたり、全身を拭いたり、髪を整えたりと、いろいろなことをしなくてはなりません。その時間を、事務的に処置をするのではなく、心を込めてやりたい、と考えていることがアンケートの文面から伝わってきました。

この気持ちは、遺族と遠いところにあるものではありません。共同戦線が張れるな、と思いました。

●綿を詰めたり、縛る必要はない？

先のアンケートから、ほかにも多くのことを学びました。たとえば、決まり事のように思っていたことが、じつは根拠が乏しく、慣習で行われてきたことが多い、ということがあります。

死後処置の一環として、当たり前のように鼻、口などの体腔に綿を詰めてきましたが、本当に必要な処置なのかどうか。血液や体液が外に漏れ出すのを防ぐものだと説明されますが、本当にそうなのかどうか。

遺族に詰め物をしたところを見せて「死」の受容を助けるという意見もありますが、それは乱暴な考え方だと思います。看護師の間でも、要らぬ恐怖感、嫌悪感を煽る(あお)だけで、必要のないものではないかという意見も多く寄せられました。

こうしたことから、エンゼルメイク研究会では、綿詰めに関して検討を重ねた結果、栓の役割はほとんど果たさないことがわかり、「基本的に綿詰めをする必要はない。ただし、すでに出血するなど、場合によっては応急的対応として詰める判断もよい」という結論を出しています。

また、「遺体を縛る」ことも長い間、行われてきましたが、遺族に「痛そうだから縛らないで」という思いがあることを知り、看護師は改めてケアとして検討することになりました。

死後処置では、手をおなかの上で組ませるのが一般的ですが、その状態で固定するため、手首を包帯で縛ることがあります。縛った部分は圧力で跡がつき、赤黒く傷んだりします。一度、そうなってしまうと元に戻すことはできません。痛々しいので、なんとか縛らずにすませられないかというわけです。

遺族から「何も悪いことをしていないのに、どうして手首を縛らなくてはならないんですか」といわれ、「言葉に詰まった」というコメントもありました。家族にとっては当然の疑問です（このことはのちにまた触れます）。

ほかにも、顎がゆるんで口が開いてしまう場合、顎の下から顔のまわりにぐるりと包帯を回し、頭頂部あたりで縛ることも、ときに行われてきました。顔を縛ると、外見的に著しい変化が起きます。縛った部分の皮膚が傷み、赤黒くあざのように残ることがあるだけでなく、顔はお面を貼り付けたようになってしまいます。自然に下に移動するべき血液や体液がせき止められ、顔が浮腫状態になるからです。

写真で見せてもらったことがありますが、本当にお気の毒な姿で、遺族の気持ちはいかばかりかと思います。

アンケートで「できることなら縛らないで処置したい」という声が圧倒的に多かったのは、うなずける結果です。よって、縛る以外のさまざまな対応を提案するようになりました。

●臨終、そして退院までの流れ

ここで、病院でひとが息を引き取ったときから退院までの一般的な流れを紹介します。従来型の臨終から退院までの時間は、このように過ぎていきます。

一　医師による臨終の確認と「ご臨終です」の告知

医師が呼吸の停止、心拍停止、そして瞳孔散大（瞳孔が開き切ること）と、対光反射（瞳孔の光に対する反応）がないことを確認し、正式に「死亡」と判断し、家族などに亡くなったことを伝えます。これを「死亡確認」「死亡宣言」などといいます。

二　亡くなったひとと家族のみで過ごす時間

医師と看護師は病室から退室し、家族や親しいひとのみで亡くなったひととの時間を過ごします。臨終に間に合わなかった家族などがあとから駆けつけることもあり、そうしたひとを待ったり、大切なひとの死に接して動揺やショックが強く混乱しているときは、落ち着くのを待つこともあり、時間に幅がありますが、だいたい三〇分から一時間程度が家族のみの時間です。

この間、医師は死亡診断書などの書類を作成し、ナースは臨終時の経過を記録するほか、次に控えている死後処置（エンゼルケア）を行うために必要なものを準備したり、霊安室の管理者や院内の警備担当者などに連絡したりします。

三　死後処置を行う

以下は従来型の死後処置の説明ですが、エンゼルケアでは違う流れになります。

従来型の死後処置では、家族にはいったん退室してもらい、看護師二人（人手がないときは一人の場合も）が病室に入り、次の処置を行います。

・痰の吸引や点滴・チューブ類を取り除く
・創部（病変部・切開部など）や褥瘡（じょくそう）（床ずれ）などの手当て
・口や鼻、肛門などへの綿詰め
・全身清拭（拭き清めること）
・着替え
・薄化粧・整髪
・手をおなかの上で組ませ、四角い白い布を顔にかける

これらの処置にかかる時間も三〇分から一時間程度です。

四　病室から霊安室へ

処置が終わると、もう一度家族に入ってもらい、遺体は病院の地下などにある霊安室に

移り、病院によっては線香などを立て、葬儀関係者の移送車が到着したら退院となります。

五　退院（搬送）

エンゼルケアを行っている病院では、主に「三」の内容が違います。いちばん大きな変化は、看護師のみで行っていた処置を、家族にも同室してもらい、その意向を確認しながら進めるようになったことです。

また、先に取り上げたように、従来当たり前のように行ってきた口や鼻への綿詰めは基本的にしない方向になっています。着物の襟を逆さ合わせにし、手を組ませる、四角い白い布を顔にかけるといったことも、こだわらなくていいという流れになってきています。そうしたケアに時間を費やしていたぶん、もっとシャワー浴（湯槽に入らずシャワーのみの入浴）や、シャンプーなどに時間をとり、メイクについても、クレンジング・マッサージで汚れを取り除いたり、表情を穏やかにしたり、蒸しタオルで肌の調子を整え、そのひとらしい容姿・装いにすることを重視するようになりました。このエンゼルメイクに要する時間は、従来の死後ケアとあまり変わらず、三〇分から一時間程度です。

そのあとの退院までの流れは、従来型と変わりませんが、看護師が家族とともに身だしなみを整えたり、メイクを行えるようになったことは大きな変化であり、内実のある看取りにつながる第一歩であると確信しています。

2　エンゼルメイクセットの開発

救いの神、現る

●榛原病院との出合い

アンケート調査を進める一方で、メイクセットの開発も進めました。私物の化粧品利用の実態がわかったことで、メイクセットの必要性が高いこともわかりました。ちゃんとしたものでメイクをしたい、と看護師さんたちは思っていたのです。

私たちのようなプロのメイクアップアーティストなら技術力で対応できる部分も大きいのですが、実際にメイクするのは看護師さんたちなので、決まりのひと揃いが必要なのです。

使いやすく、肌全体の変色や傷やあざも隠すカバー力のあるものでなくてはなりません。加えて、遺体の状態は一様ではなく、どういう状態の肌には、どんな色のファンデーションが必要なのか、実態に即したセットの開発が求められます。

私はまず、自分のこれまでの経験から、よく使うと思われる色を集めた「エンゼルメイク専用試作セット」をつくりました。それを、モニター病院になってくれた静岡県牧之原市の榛原(はいばら)総合病院（二三科、四五〇床）に診療科の数に合わせて九セット提供し、それぞれの科で実際に使ってもらいました。

モニター病院の必要性は、研究会を立ち上げたときから感じていました。医療現場での死後処置の実態を知ることと、エンゼルメイクを確立・普及させるために、さまざまな調査やトライアルに協力してくれる病院が絶対に必要だと光恵さんとも話していました。

いろいろなツテをたどってお願いに行くのですが、色よい返事がいただけないばかりか、なしのつぶてという所もあって、光恵さんと二人で深くうなだれました。

そんななか、たまたま静岡榛原総合病院の院長（当時）武井秀憲氏に頼まれて、美容をテーマにした講演をすることになったのです。看護師さんたちを前に、お化粧は自分自身を励まし、自信を与えてくれるもの。お化粧でいきいき元気になれば、患者さんに接するます。

態度も変わり、患者さんも元気になるし希望が湧く——確かそんな話をしたと記憶していました。

話が終わって、「何か質問はありますか？」と問いかけると、副看護部長（当時）の名波まり子さんがこう切り出しました。

「ご遺体への化粧は、どのように行えばいいのでしょうか？」

私に死化粧の経験があることや、エンゼルメイク研究会の存在は知らなかったそうです。しかし、あとから聞くと、「病院で行われている死後処置の多くが、非人間的な行為のように感じていた」と、やはり名波さんも違和感を持ち続けていたことがわかりました。

私は質問に答えたうえで、できたばかりのエンゼルメイク研究会のことをお話ししました。講演終了後、院長ともお話ししたのですが、非常に死後ケアについて意識の高い方で、「じつはエンゼルメイクのモニターをしてくださる病院を探しているんです」と持ちかけたところ、「当院が協力できることがあればなんでもおっしゃってください。死亡のあとは医療の範疇ではないと、これまできちんと向き合ってこなかったのが問題です。うちの病院では、死後処置のあり方を見直していこうと考えているんです」と、嬉しい言葉をいただけたのです。

院長は「ここは長寿の地域なんですよ。うちにも九〇歳、百歳のご老人がいます」ともおっしゃっていました。あとで調べると、つい最近まで日本一の長寿の女性が榛原郡にいたそうです。一一三歳だったそうです。

のちの章でも触れますが、私は病者へのメイク、高齢者へのメイクの必要性を感じていましたので、そういう意味でも榛原総合病院とは浅からぬ縁を感じました。

当初は、モニター病院として五つくらいは欲しいと考えていたのですが、すべての科がそろっている榛原総合病院であれば、一院で十分です。こうして、これ以上ないくらい最適の病院の協力をあおぐことができたのです。モニターの開始は二〇〇二年八月のことです。

●現場からの貴重な声

当初は、いろいろな化粧品を組み合わせて、試作用のメイクセットを作り、それを研究会のメンバーで発送していました。場所は光恵さんの元の自宅の駐車場のガレージで、そこに協賛メーカーからの化粧品が足の踏み場もない状態で置かれていました。

研究会のみんなでセットをつくり、三〇セットができたら講習会を開き、参加者にそのセットを渡すなど、地道な努力を重ねました。

榛原総合病院へは、メイクセットの中のどの化粧品が減っているか、どのように使われているか、実際に足を運び、見て回り、確認をしました。看護師さんを対象にしたメイクの講習会も何度も開きました。

私は夕方六時頃に新幹線に乗り、静岡まで行くと、送迎の車が来ているので、それで病院へ行き、帰りは最終便でまた静岡から乗車していました。

講習会ではこんなことをいっていました。

「どんなひとも、最初に蒸しタオルで顔を温めマッサージをすると、血色が戻ったり、ファンデーションがのりやすくなります」

「肌の色が黒ずんでしまっているひとは、いきなり肌色のファンデーションをつけず、だんだん肌色に近づけていくと自然に仕上がります」

そんなことを話す一方で、看護師さんからは実際のケースで困っていることの相談を受けました。

「チューブのテープあとや、酸素マスクのゴムのあとなどは消せますか？」

「黄疸は時間とともに肌の色が変化するのですが、どんな色を使えばいいですか？」

といった質問から、

「口紅はパレットのほうが使いやすい」

「ブラシもいくつか種類があったほうがいい」

など、道具の改良につながる声も集めることができました。

●マイナスイメージを嫌がる企業

こうした意見から、とくに肌をしっかりカバーできるファンデーションづくりが得意なメーカーを探さなければと考えた私は、まず日本の大手化粧品会社に協力を依頼しました。コーセー時代から化粧品業界には幅広い人脈があったため、どのメーカーも話は聞いてくれますし、意義は理解してもらえるのですが、亡くなったひとに使う化粧品なのでイメージがネガティブだということで、いずれも消極的な反応でした。

担当者がかなり好意的に受けとめ、上司を動かし、いいところまで進んだところもあったのですが、最終的にはやはり「企業イメージ」という壁に突き当たり、断念せざるをえませんでした。日本企業はまだまだ「死」というものをネガティブにしかとらえられないのだなぁ、と思ったものです。

それに対し、外資系企業の反応は驚くほど柔軟です。「これからの時代、絶対に必要なことですから、私たちに協力できることがあればいつでもおっしゃってください」といってくれます。たぶん、文化の違いによるものなのでしょう。日本企業の価値観が変わるのはもう少し先なのかもしれません。

ただ、外資系は本国からの輸入なので、こちらが求める色や機能を開発してくれるわけではありません。結局、商品提供をしていただくことに落ち着きました。

さて次はどうしようというときに、またしても、救いの神が現れました。マーシュ・フィールド株式会社という、あざや傷痕、白斑など肌の悩みをもつひとたちのためのカモフラージュ用のファンデーションなどを開発・販売する会社です。同社は、専門性の高いベースメイク商品に力を入れています。

試しに使ってみると、どんな肌のトラブルも見事にカバーしてくれます。これは素晴らしいと、さっそく販売元である株式会社伊勢半の澤田晴子社長に相談したところ、快くエンゼルメイクセットの流通・販売を引き受けてくれることになりました。ちなみに伊勢半は江戸時代から一八〇〇年続く老舗で、マーシュ・フィールドは伊勢半グループの一社です。

澤田さんは大病を患った経験があり、「何か世の中のためになることがしたい」という志をお持ちだったからこそ、コラボレーションが実現しました。

小林照子のメイクアップアーティストとしての知識や経験、実際にエンゼルメイクをする看護師さんからの具体的な意見、そして、カバーファンデーションの分野ではトップクラスの実力をもつマーシュ・フィールドの技術開発力、そしてオーガナイザーとしての光恵さんの力が結集し、何度も試作を重ねながら、二〇〇五年にようやくエンゼルメイク専用セットが誕生しました。

プロのメイクアップアーティストが使うような大ぶりのメイクボックスに、エンゼルメイクに必要な道具をすべて詰め込んでいます。セットの中身をご紹介しましょう。

＊スキンケア二種……マッサージ用、保湿用

＊メイクアップ八種……クリームファンデーション一二色、リキッドファンデーション三色、フェイスパウダー一色、アイブロウ二色、アイライナー二色、マスカラ一色、チークカラー三色、カラーパレット（リップカラー二八色、アイカラー二八色）

＊メイク小物……スポンジ一〇個、二重まぶた用のり（閉眼させるために使用）一個、マニキュア（透明ピンク）、ブラシセット六本（眉コーム、アイブロウ、アイカラー、リップ、チーク、フェイス用）

プロであれば手でできるようなことも、アマチュアであれば道具が必要になります。それもプロ以上のものでなければうまくいきません。化粧品のOEM（相手先ブランド委託製造）メーカーに依頼し、筆は日本でも最上級品といわれる広島の白鳳堂のものを使用しています。

購入したひとがすぐに使えるように、各化粧品の使い方、エンゼルメイクの手順とコツなどをまとめたマニュアルも用意し、このメイクボックスさえあれば、どんな状態の遺体にも対応できるよう工夫をしました。

遺族を前にこのセットを出すと、「こんな立派なものでやっていただけるのですか」とおっしゃる方もいるぐらいだと聞いています。

最初は、モニター病院の榛原総合病院でのみ使っていましたが、エンゼルメイクの取り組みが少しずつ知られるようになると、「死後処置をなんとかしたい」と考えてきた看護師をはじめとする医療関係者から問い合わせをいただくようになり、「エンゼルメイク」の名称が医療の現場だけでなく、一般的にも知られるようになりました。

現在、全国の三四〇の病院でエンゼルメイクセットを取り入れていただいています。

エンゼルメイクがもたらす効果

●学会発表で手応えあり

少し時間を巻き戻します。

エンゼルメイクが広く知られるようになった最初のきっかけは、先の七〇〇人以上の看護師のアンケート結果を日本臨床死生学会に発表したことです。これまで、死後処置への疑問やエンゼルメイクの必要性について、まとまった調査研究はなされてこなかったこともあり、非常に反応がよく、「エンゼルメイク研究会」の名を学会の権威ある方々に認知してもらうことができました。

その後、テレビや雑誌、新聞などのメディアから散発的に取材を受けることがありましたが、現在のように認知されるまでになったのは、二〇〇四年四月に、それまでの検討成果をまとめた『ケアとしての死化粧　エンゼルメイク研究会からの提案』（小林光恵編集、日本看護協会出版会刊）を出版したことにあります。日本看護協会で出したということの意味が大きいと思っています。

これが非常に大きな反響を呼び、これまで死化粧など必要ないと関心を示さなかった医療関係者でさえも、「やはり重要だ」と意識が変わり、研究会に問い合わせが殺到し、メイクセット（まだ試作品段階）を導入する病院も飛躍的に増えました。

こうしてエンゼルメイクに熱心に取り組む病院が増えてくると、現場からの報告も以前に増して届くようになりました。

たとえば、次のようなレポートがあります。

＊エンゼルメイクを学んだおかげで、最後のケアまで十分にできるようになった。
＊エンゼルメイクがあるおかげで、貴重な看取りの場面をもてた。
＊ご家族といっしょにメイクをすることで、遺族の悲嘆に寄り添うことができた。

そもそもエンゼルメイクは、看護師自身の不全感から出発したものですから、技術と道具がそろって、十分に対応できるようになれば、不十分だった思いが達成感に変わります。ましてや遺族の反応が、以前と違って、非常に和やかなものになることを経験すると、お世話をした甲斐があった、と納得がいきます。看護師自身が癒されるのです。

●私を選んで亡くなってくれた

じつは、看護師の仕事は、ひとの死に触れる機会が多く、その精神的なダメージから辞めてしまうひともいるそうです。看護師にとって、患者は、知らぬひとではありません。いろいろな話をし、いっしょに笑ったり、ときに泣いたりすることもあるひとです。そのひとが亡くなれば、予測していたことであっても、やはりショックですし、悲しい出来事に変わりありません。

でも、きちんと時間をかけて、手厚く最後のケアをすることができれば、「この患者さんの生も死も同じようにきちんと看護することができた」と思うことができます。

光恵さんの看護師時代、患者を看取り、最後の処置の担当になることを「つく」といっていたそうです。持ち寄りの化粧道具を使って、短時間ですませることに、みな気乗りがしなかったのでしょう。

エンゼルケアに力を入れている病院では、そうした意識も大きく変わりました。看護師を対象にしたある講演会でのことです。男性の看護師がこんな発表をしてくれました。

「エンゼルケアに取り組む前は、死後処置が自分に回ってくると、言葉には出さないまでも、イヤな気持ちでした。でも、病院全体で取り組むようになって変わりました。自分が担当している患者さんが亡くなると、ああ、自分が勤務しているときを選んでくれたのかな、と思うようになりました。だから、精一杯、心を込めて最後のケアをさせてもらおうと。それだけ変わったのです」

男性はエンゼルメイクで初めてメイクを学ぶわけですが、非常に熱心なひとが多く、習得して上手になるひとも少なくありません。プロの世界でも、男性のメイクアップアーティストは多いので、男性にも積極的にエンゼルメイクにかかわってもらいたいと思っています。

●看護の延長としてのエンゼルケア

二〇〇二年八月からずっとエンゼルメイクの実践をしてきた榛原総合病院では、エンゼルメイクに積極的に取り組む以前と以後では、大きく様変わりした点があるそうです。

それを列挙してみましょう。

＊これまでは遺族抜きで死後処置をしていたが、できるかぎり遺族といっしょに行うようになった。家族の気持ちに寄り添いながら、生前の様子について共に振り返るなど、

平成18年度エンゼルメイク委員会年間計画

第一金曜日　17時30分～

月日	委員会内容	内容	対象	担当
4月	平成18年度活動計画の確認 活動のねらい 今年度の委員会のもち方 運営、活動などについて		委員	
5月	エンゼルメイク実技	委員自身がエンゼルメイクの基本を理解でき実践できる	委員	緊急手術
6月	エンゼルメイク基本実技	現場スタッフの技術講習（約50名）	スタッフ	西3
7月	エンゼルメイク基本実技	現場スタッフの技術講習（約50名）	スタッフ	西4
8月	新人研修 （先輩の死化粧）	新人とのコミュニケーション メイク実技体験	新人	西5
9月	エンゼルメイク実技 トラブル対応 　黄疸、るいそう、傷瘢痕、異臭	トラブルに対する具体的なメイク方法を検討し実践する	委員	北3
10月	エンゼルメイク実技 　エンゼルメイク時の家族との対応	家族とのコミュニケーションをとり、ケアにつなげられるエンゼルメイク	委員	北4
12月	エンゼルメイクをとおしてケア時の看護を考える 　看取りの看護 　家族看護　グリーフケアなど	11月4日、5日「死の臨床研究学会」大阪　出席報告 テーマを持って話し合い	委員	南3
2月	事例報告会		全員	南5
3月	次年度事業計画	1年の振り返り　課題	委員	透析外来

榛原総合病院

対話を重視するようになった。
＊家族の意向を優先し、相談しながらケアを行うようになった。
＊詰め物をしたり、手を縛ったりは基本的にしない。
＊逆さごと（着物を左前にするなど）をせず、四角い白布も顔にかけない。お通夜や葬儀に向けての準備は、あとからでも十分行えるからという判断で。
＊生前と変わらず、患者さんの名前を呼びかけながら、○○さんとしてご遺体に接する。
患者の死によって、それまでとがらっと雰囲気が変わるのではなく、看護師を含めてみんなで徐々に死を受け入れていく様が想像できます。看護の延長としてのエンゼルメイクであり、エンゼルケアということです。

●メイクセットの威力

いまでは榛原総合病院は、エンゼルケアの最先端の病院ですが、もちろん当初からそうだったわけではありません。試行錯誤を重ねながら、いまに至っていることは、我々、研究会の人間はよく知っています。

エンゼルメイクセットが病院に届いてからもしばらくの間、なかなかそれまでの慣習が

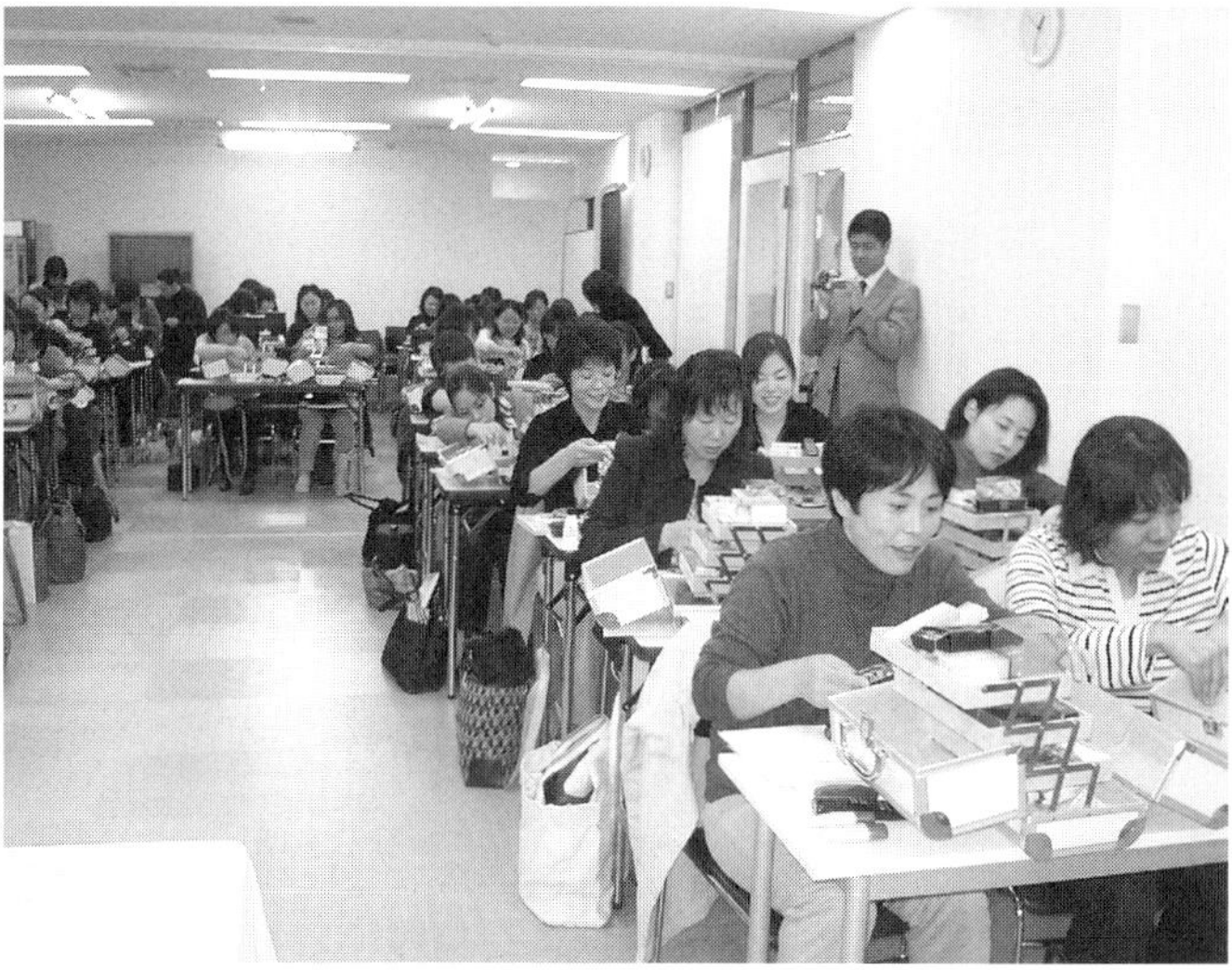

メイクセットを使いながら学ぶ（［フロムハンド］メイクアップアカデミーで）

抜けず、遺族に病室から出てもらって処置をする状態が続いたそうです。

それが変化したのは、あることがきっかけです。

一人の看護師さんが「このメイクのセットだったら、ご家族に見せても恥ずかしくない。むしろ、相談しながらいっしょにメイクができるはず」と考え、思い切ってご家族にファンデーションや口紅の色を選んでもらうようにしたそうです。

すると、「お父さんの肌の色はこれ」「あのひとが好きだったのは、この色」などと、家族が積極的に教えてくれたそうです。

このことを定期的に開いている院内の

勉強会で報告すると、ほかの看護師も同じように家族に声をかけはじめたのです。

「専用のメイクボックスがあるということと、メイクの講習会を受けたことが自信になり、後押しになりました」

と、ある看護師が教えてくれました。ご家族に、「これから〇〇さんのお身体とお顔をきれいに整えさせていただきますが、いっしょにいかがですか」と声をかけると、「ぜひ」と希望される家族がほとんどだそうです。

最期のメイクをいっしょにやりながら、元気だった頃の思い出を語り合ったり、実際に肌に触れることで、ご家族は「まだ温かい」「こんなにやわらかな肌をしていたんだ」などといいながら、涙を流して故人との最後の時間を過ごします。

その様子を見て、「看護とは、亡くなったら終わりではなく、そのあとのケアも重要なものなのだ」と再認識した看護師がたくさんいます。

そういう話を聞くたびに、光恵さんと研究会をつくって、本当によかったと思い返すのです。

●「父さんの色じゃない」

エンゼルメイクを積極的に取り入れている、ある病院の報告を載せておきましょう。

中学生の男の子のいるお父さんが、脳出血で急逝したときのエピソードです。看護師がエンゼルメイクを進め、最後の唇の段階になったときのことです。

ふつう男性の唇には、茶系あるいはベージュ系の色を使うのですが、茶系が合うと思い、それを塗ったところ、それまで黙っていた男の子が、きっぱりとした口調でいったそうです。

「違う。父さんの色じゃない」

看護師は、あわてて口紅をティッシュで拭い、少し違う色をつくって塗りました。それも男の子は「違う」といいます。何度もそうしたやりとりが繰り返され、一五分も過ぎた頃、切羽詰まった看護師は男性にはほとんど使わない赤い色の口紅を塗り、その上からベージュ系の色をうっすらとのせたそうです。かなり赤みのある色合いでしたが、その唇を見た途端、男の子が喜んで声を上げたのです。

「あっ、父さんの色だ！」

その場に居合わせた親族も、確かにそうだといってうなずき、さきほどまでの沈痛な空気はどこへやら、悲しみのなかにも静かな喜びに包まれているように看護師さんには感じられたそうです。

あとからわかったことですが、その男性は身体を動かし、上気している感じのときが、いちばん彼らしい印象だったそうです。少年のなかには、そのいきいきとしたお父さんの姿が焼きついていたのでしょう。

その記憶どおりの父親のイメージを、最期に自分で引き出せたことは、きっと彼のなかに小さな自負としてずっと残っていくのではないかと思います。

3　看取りの時間をどう充実させるか

現代的課題とエンゼルメイク

●どう生き、どう死ぬか、の時代

徐々に浸透しているとはいえ、エンゼルメイクを実施している病院はまだ少数です。二〇〇四年に『ケアとしての死化粧』を刊行した目的は、一人でも多くのひとにエンゼルメ

イクの意義と必要性を知ってもらい、各地の病院が導入するきっかけとなればと考えたからです。

「終末医療」「ターミナルケア」という言葉をよく耳にするようになり、熱心に取り組む病院も増えてきているのに、患者が息を引き取ったあとの身だしなみや死化粧への関心は未だ低調といっていいでしょう。

医療は、治療・治癒が最大の目的であり、その面では年々目覚ましい進歩をしているわけですが、「死後」の問題は等閑に付されています。医療にとって「死は敗北であり、なかったことにする」ような雰囲気が昔の病院にはあったと、光恵さんは教えてくれました。

医療は社会情勢の鏡といわれるそうですが、敗戦からすぐ最近まで、働き盛りが病気になると、とにかく仕事場に元気に復帰させるのが医療の目的でした。しかし、成熟社会となって、病気をしてもいかに生活の質を保つかに関心の中心が移ってきました。

終末医療への関心もその一環ですし、エンゼルケアに注意が向いたのも同じ流れです。

一人ひとりが人生にとって大切なものは何かを見つめるようになり、「どう生き、どう死ぬか」を真剣に考えるようになってきました。私たちエンゼルメイク研究会の立ち上げは、ちょうど時代の流れが変わってきた頃と重なっており、タイミングがよかったと思っています。

『ケアとしての死化粧』の反響の大きさには予想以上のものがありましたが、その手応えからも、エンゼルメイクは時代の要請であり、本来、もっと前から検討され、導入されなければいけない看護行為の一つだったのではないかと思います。

エンゼルメイク研究会では、これまでは医療行為としてグレーゾーンの向きがあったエンゼルケアを、医療行為の延長であると位置づけました。エンゼルメイクを含むエンゼルケアは、看護師が行う「最後のケア」なのです。

●看護師の定年後

埼玉看護協会にそろそろ定年年間近という方がいたので、「ふつう、看護師さんは定年後は何をやるんですか」と尋ねたところ、「榛原総合病院は羨ましい」という答えが返ってきました。

その理由は、エンゼルメイクという先端的な取り組みをしたので、定年後もその実際の話やメイクの仕方など、講演会などに呼ばれて話ができる、というのです。

私は、エンゼルメイクもそこまで来たか、という新たな感慨を覚えました。それで思ったのは、これからは病院で育ったエンゼルメイクの専門家が、あちこちと伝道に歩き、さらにエンゼルメイクを広めてくれるようになるのではないか、ということです。

ここまで来るのにほぼ一〇年近くかかっています。何でも世の中に定着させるには、最低、それだけの時間がかかるような気がします。

●無縁死とエンゼルケア

エンゼルケアにも関連する、ちょっと衝撃的な話を光恵さんから聞きました。

みなさんは「多死社会」という言葉をご存じでしょうか？　少子高齢社会は文字どおり、生まれるひとが少なく、亡くなるひとの多い社会です。

その「多死社会」では、孤独死、無縁死など、必ずしも家族に見守られて死を迎えられるひとばかりではなくなってきます。

病院で単身者や身寄りのないひとが亡くなった場合、親類縁者をたどって遺体の引き取りを願うわけですが、「忙しいから」「疎遠だから」などの理由で引き取りを拒否するケースもあるそうです。ＮＨＫが『無縁社会――〝無縁死〟三万二〇〇〇人の衝撃』というドキュメンタリー番組を放送（二〇一〇年）し、大きな反響を呼びましたが、番組で明らかになったように、身元不明の自殺者や行き倒れ死の遺体が年間三万人以上もいるといいます。

病院としては、身元のわからないひとの場合、医療費の請求先がないことが最大の問題です。現在のシステムでは、請求先がないひとに対しては死後のケアはできない状況です。しかし、単身で亡くなるひとや、家族と疎遠で孤独死するひとに対して、請求先がないからといって何もしないというのは人間の尊厳にかかわる問題です。国が社会保障の一環として予算に組み込むなどして、どんなひとに対しても、最低限の死後の整えが保障されるべきではないか――。

この問題に関しては、エンゼルメイク研究会でも光恵さんが中心となり、検討課題として取り組んでいくことになっています。

●葬儀社との連携を考える

エンゼルメイクをはじめとするエンゼルケアは、葬儀社が行う遺体の処置サービスと何が違うのかと時折、質問されることがあります。

この点について、私たちは次のように考えています。

葬儀社は、通夜や告別式の準備の一環として行うわけですが、エンゼルケアは、家族が亡くなったひととお別れする最後の貴重な時間を、より有意義な「看取りの時間」にしようとするものです。

ひとが病院で亡くなると、看護師さんが死後のケアを行い、その後、葬儀業者が遺体を自宅や安置所や葬儀場などに運びます。遺体は腐敗を防ぐため、ドライアイスや保冷剤で冷却されます。そして、通夜、葬儀・告別式、火葬へと進むのが一般的です。

葬儀業者のサービスの一つに、「湯灌（ゆかん）」があります。これは、亡くなったひとをお風呂に入れるほか、洗髪、ひげ剃り、化粧、死装束の着付け、納棺までを行うサービスです。湯灌を専門に行う業者もあります。

病院のエンゼルケアとダブる部分もあるので、そこは話し合いが必要となるでしょう。ある病院で実際にあったことですが、家族の「大島紬を着せてほしい」という要望に添って着付けをしたところ、そのやりとりを知らない葬儀社が白装束に替えてしまったことがあったそうです。遺族は、それも慣習として「やめて」とはいえなかったとのことです。

こうしたトラブルを防ぐためにも、病院と葬儀社が連携をとり、お互いの役割分担と情報交換を密にすることが大切になってきます。

●死後のケアのバトンタッチ

エンゼルケアに力を注いでいる榛原総合病院では、葬儀社との連携にも取り組んでいます。二〇〇四年に初めて、地域の葬儀社七社と意見交換会を開いて以来、年に一度の会合を重ねてきています。

名波さんは、その当時を振り返り、こう語ります。

「それまで同じ『死』にかかわる職業であるにもかかわらず、お互いのことをまったく知らない状況が長く続いていました。私たちは葬儀社さんがどのような業務を行っていて、どんな苦労を抱えているか知りませんでしたし、相手も看護師が行っている死後ケアのことを理解していなかったと思います。連携するためには、まずお互いのことを理解しましょうということで会合を始めたのです」

交流をもつ以前は、看護師さんたちから見て、葬儀社の遺体に対する対応は「ひと」としてではなく、「モノ」を扱っている印象だったそうです。遺体を運ぶ際、ストレッチャーをガタガタと乱暴に扱うようなところに、それが出ていると感じていたといいます。

葬儀社のひとは、看護師が手伝おうとしても手出し無用という感じで、「ここからは自分たちの領分」という意識が強かったようです。

こうした行き違いも、お互いのことを理解していないために起きることではないでしょうか。実際、看護師が行っている死後のケアについて説明し、「ひとは亡くなってからも、ご家族にとっても、そして看護を通じて接してきた私たちにとっても大切なひとですから、〝モノ〟ではなく〝ひと〟として接するようにしています。だから、最後のセレモニーもそのひとらしくお願いしたいのです」と説明しました。

すると、ある葬儀社の方が納得したようにうなずき、「病院の死後処置は、最後の看護なのですね」と理解を示してくれたそうです。

また、葬儀社のさまざまな苦労や、「葬儀全般のコーディネーターとしての役割を意識し、遺族の方々に心を込めて対応するようにしている」といった話を聞き、看護師もまた葬儀社に対する認識を変えていきました。

この会合のあと、葬儀社のひとが、遺体を運ぶときに、「ちょっとガタガタしますよ」とか「揺れますけど、少しの間辛抱してくださいね」などと声をかけるようになったそうです。また、看護師に「こういうやり方でいいですか？」と聞いてから作業をするような場面も増えてきたといいます。

こうした変化のことを名波さんは「死後のケアのバトンタッチがうまくできるようにな

った」と表現しています。こうしたバトンタッチが、多くの病院と葬儀社の間でできるようになると、看取りの場面がさらに充実してくると思います。

●在宅での看取りとエンゼルケア

現在は病院で亡くなるひとが大半ですが、今後は在宅で看取るケースが増えるだろうといわれています。国も、膨れ上がる医療費を抑えるために、在宅での看取り費用を加算するなどの対策を講じています。医療と介護の連携や、訪問看護、在宅医療の充実が図られることにより、在宅での看取りが定着するだろうと見込んでいるのです。

最近では、一般の方からの依頼で、エンゼルメイクについて話をする機会があると光恵さんはいっています。ある日の参加者の大半は、自宅で介護をしていて、もし家族が亡くなったときには、最後のケアを自分たちの手でやりたいという人々だったそうです。

エンゼルメイクの目的は、プロのメイクアップアーティストのように上手にメイクをすることではありません。大切なひととのお別れをより充実したものにするためのものです。「自分が最後に口紅を塗ってあげた」「顔色を整えてあげた」……それが遺族にとって何よりのグリーフ（死別の悲嘆）ケアになるはずです。

当初、看護師さんへの普及を重視して活動してきた私たちですが、最終的には、家族の手で、亡くなったひとの旅立ちの準備をしてあげるのがいちばんだと思っています。そのためのサポートとして、今後は一般向けのエンゼルメイク講座を増やしていくことに加え、私の学校の授業でもカリキュラムを充実させていきたいと考えています。

4章

遺族の思い、そして看護師の思い

——榛原総合病院とのコラボ

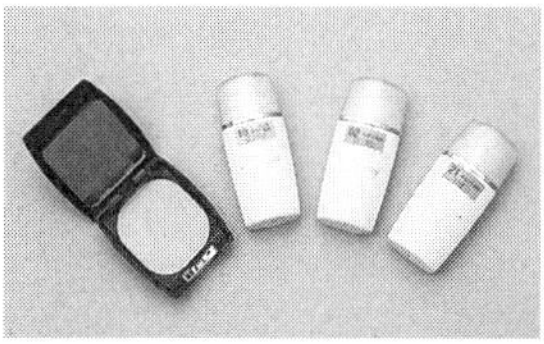

1　これほどないベストな出合い

患者と向き合う病院

●メイクとケア

私は病院とは縁の深い人間かもしれません。といっても、先生に診てもらう側ではありません。働く女性に手早く、しかもナチュラルな感じにきれいになってもらうのが私の使命のようなものですが、忙しく働く女性がまとまってたくさんいるところといえば……そう、病院です。キャビンアテンダント、美容師、女性警官なども、看護師には太刀打ちできません。彼女たち対象に美容講習を行う機会が多いのです。

それに私は大胆にも、美容師と看護師には大きな共通点があると思っています。看護師さんが患者と密接にかかわるのと比べれば、メイクは顔や髪に触れるのが中心ですが、ひとの生き方さえ変えるケアの力があると信じています。

その〝ケア〟の部分に注目してほしいのです。

おいおいこの章では、〝ケア〟について触れていくことになります。

●着付け教室を開く病院

それにしても、榛原総合病院との出合いはエンゼルメイク研究会にとって決定的でした。モニターに必要な診療科がそろっているうえ、もともと最期のメイクに熱心だったことは本当にラッキーでした。院長のすすめで、看護師さんたちは着物の着付けも習っています。もちろん自分のためではありません。遺族から、若くして亡くなった娘さんのために晴れ着を着せてほしいという要望があるそうなのです。その話を聞いたときは、心底、感心しました。

榛原病院はまた、先進的な取り組みを実践する病院でもあります。その一つに「ウォーキング・カンファレンス」があります。

これは、看護業務の引き継ぎを従来のナースステーションではなく、チームメンバー全員が担当の患者のベッドサイドに集まって行うものです。患者に治療方針やスケジュールなどを公開し、本人の意見や希望を聞きながら、看護計画づくりを行っています。

患者の口腔ケアを徹底しているのも、この病院の特徴です。入院患者にとって、口腔ケアは非常に重要で、口腔機能の低下が原因でさまざまな病気や障害を引き起こすケースが少なくないのです。榛原総合病院では院内に歯科衛生士を複数人配置し、患者の口腔ケアの徹底に努めています。

このように、柔軟で先進的、患者のためになるものであれば積極的に取り入れていこうという気風のある病院でしたので、私がエンゼルメイクについてお話ししたときも、みなさんとても好意的で、スムーズにモニター病院になってくださる話も進みました。

「命を救えなかった患者さんに何ができるか。そのひとの尊厳を守って遺族を癒すには、せめて心を込めて、身支度を整えたいと、これまでも考えてきました」

当時、院長だった武井秀憲先生はモニター病院を引き受けた理由をこう話してくれました。

聞くところによると、静岡県はいろいろな調査で平均的なサンプルのとれる県として知られているそうです。日本のほぼ中心に位置し、東日本と西日本の文化の境界があり。海、山、平野があり、都市から農漁村までそろっています。

榛原病院の先進性、その規模、そして立地と、好条件が備わっていました。モニター病

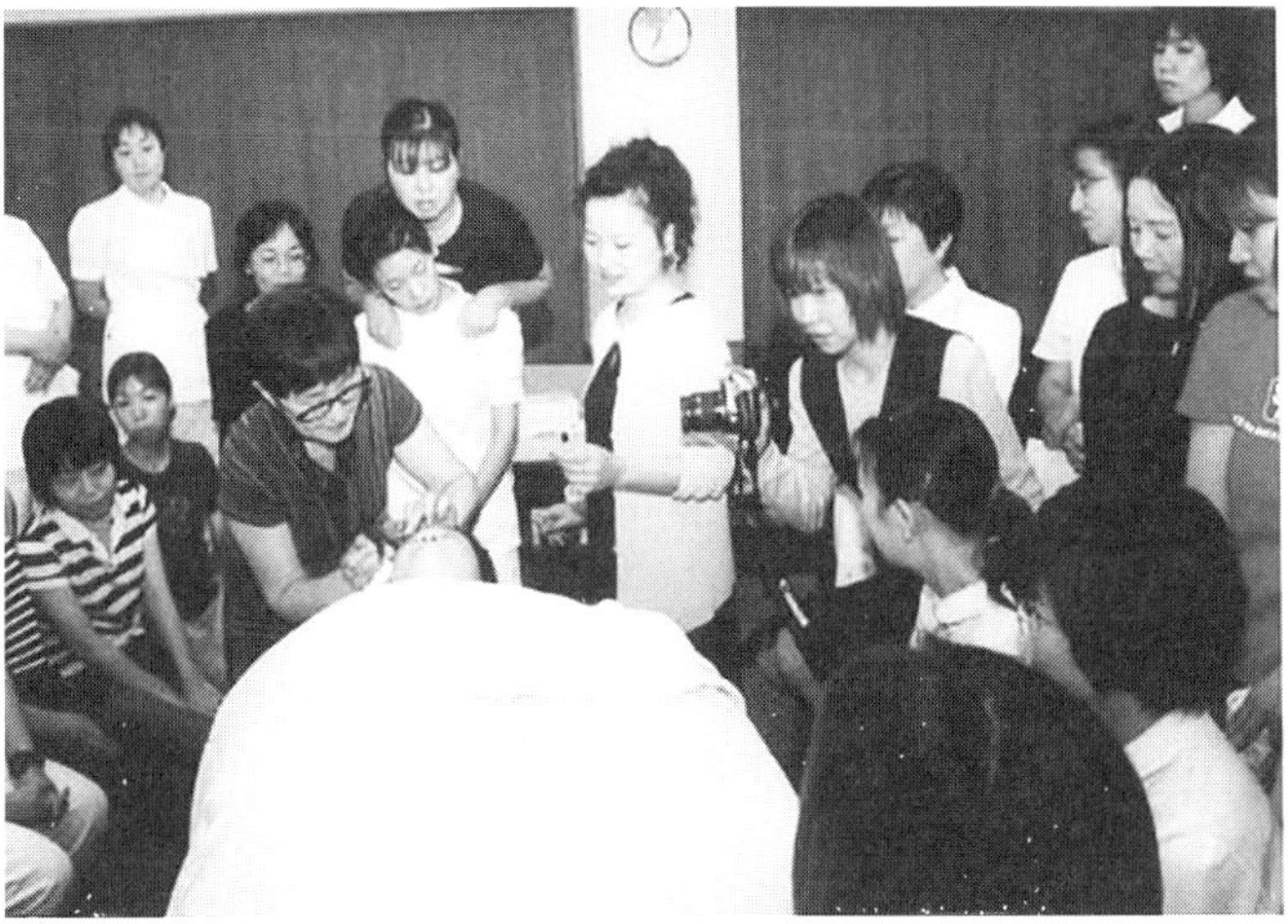

エンゼルメイクの実習（榛原総合病院で）

院を一つに絞った理由もわかっていただけるのではないでしょうか。

●「エンゼルメイクをしてあげたい」——看護師の思い

榛原総合病院の看護師さんたちを集めて、二〇〇二年八月に初めてメイク講習会を行ったときの熱気はいまも忘れられません。各診療科から希望者が殺到し、男性と女性一人ずつの看護師さんにモデルになっていただき、エンゼルメイクの実際を再現しました。会場には約四〇人の看護師が集まりました。

ベッドに横になったモデルの右側に立ち、メイクの基本をひととおりレクチャーしながら、亡くなったひとへのメイクの注意点やコツをデモンストレーションしました。みなさんペンとノートを手に乗り出すようにして聞いています。さすが勉強熱心な看護師さんたちだと思いました。

のちにエンゼルメイクが評判になり、東京都ナースプラザというところで、定期的に講習を行うようになりました。

「最初は何からつけたらいいんですか？」

そんな初歩的な質問が意外と多く、面食らったのですが、「みなさん、注射は上手に打てるのに、メイクとなったら不器用なのね」と冗談まじりにいったものです。

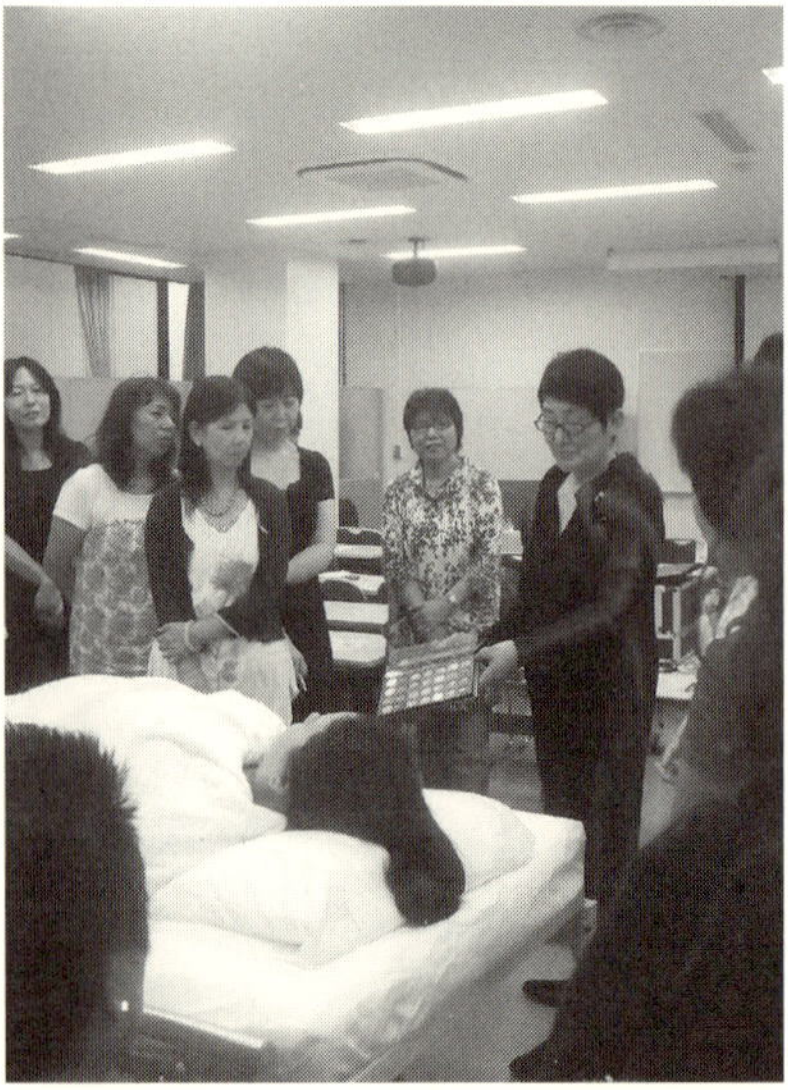

パレットを見せて肌の色を選ぶ（東京都ナースプラザで）

一般のＯＬは、これがマスカラ、これがアイライナーと、メイク道具を見てすぐに用途がわかりますが、看護師さんたちは忙しくて自分のことにかまっている時間がないのでしょう。メイクの基礎知識がないひとが多く、講習会では、まず道具の説明から始めました。メイクの実践でも、死体モデルの看護師さんに恐る恐る触れ、口紅でもアイメイクでも、それはぎこちないものです。

　実際にメイクをしながら説明をする私の周りを二重、三重に囲むので、後ろの人が見えません。それなので、前の人には、「立ち止まらずに、回りながら見てください」とお願いしました。私のそばに来ると、みなさん待ってましたとばかりに、次々に質問をしてきます。

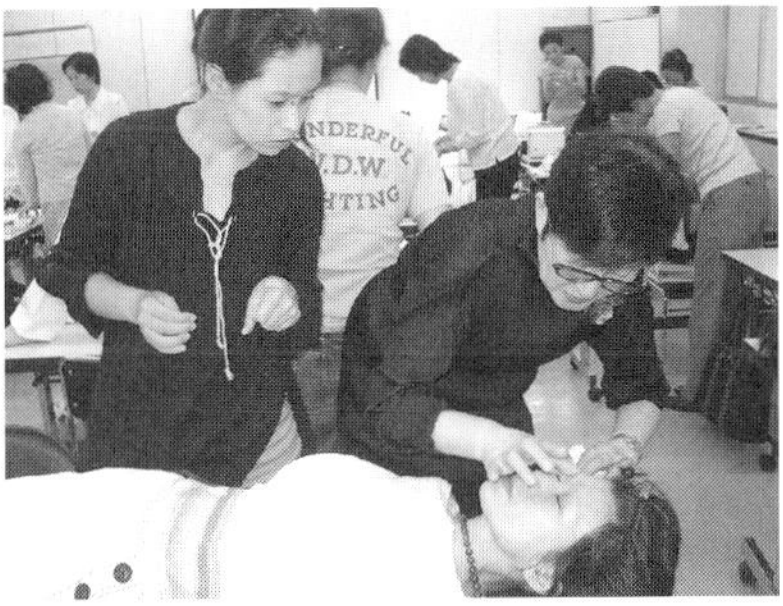
手でていねいにメイクする（[フロムハンド]メイクアップアカデミースクールで）

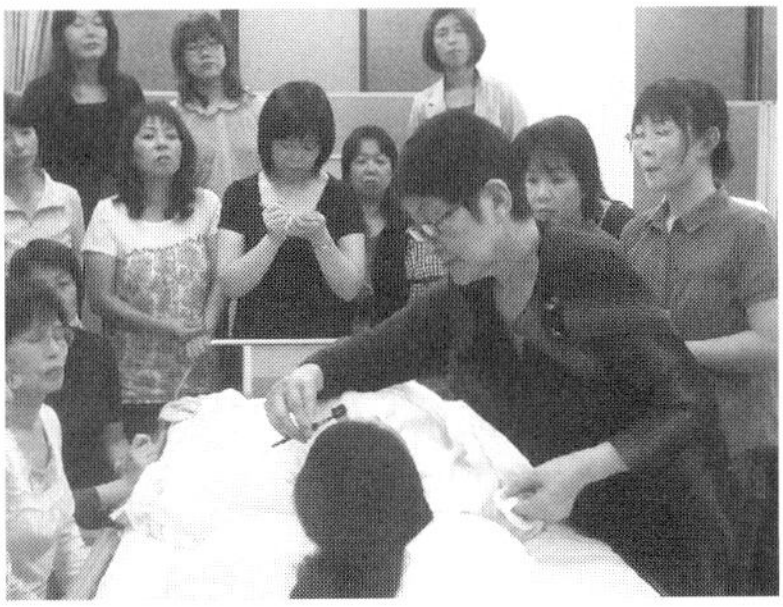
眉毛を整える（東京都ナースプラザで）

　そんな彼女たちが、必要に迫られて、貧しい化粧道具で死化粧をしていたかと思うと、不憫な気さえしてきました。多くの看護師さんは十分なメイクができないことに自責の念を覚えながらも、日々の忙しさにやり過ごしてしまっていたわけですが、いつかきちんとしたエンゼルメイクができるようになりたい……と思っていたのです。

●初心者向けにていねいに説明

看護師さんはほぼ初心者ですから、教え方にもひと工夫が必要です。

たとえば、

「どうしたら自然な唇の色になりますか？」

という質問をよく受けるのですが、○番の口紅に○○を混ぜるといい、といった回答はしません。それではイメージが湧きませんから、こんなふうに答えます。

「ひとは亡くなると、どんどん血色が失せていきますよね。その血色を取り戻すことが〝自然な唇の色〟につながります。どんな色が血色のある肌色かというと、あなたの左の人差し指の先を右手の親指と人差し指でつまんでみてください。血液が集まって濃いめのピンク色になるでしょう？　この色を唇に再現すると、亡くなったひとの肌にはちょうどよく、生きているひとのようにいきいきとして見えます。具体的に何を使えばというと、○○番の口紅に○○を少しだけ混ぜると、血色を再現できます」

といった具合です。

一般のひとへのメイク講習会では、質疑応答をしているうちに、〝メイクお悩み相談〟のようになっていきます。「おでこのしわが気になるのですが、どうしたらカバーできますか？」「目が小さいのが悩みなのですが、パッチリ目元にするコツを教えてください」等々。みなさん、自分の改善点について知りたいのです。

看護師さんたちも、一般のメイクの会であれば、忙しくて自分の肌に手をかける余裕がないとか、朝は時間がなくてまともにメイクできないとか、自分の悩みを口にします。しかし、エンゼルメイク講習会となると、がらっと雰囲気が変わります。猛烈に勉強意欲の湧いた子どものようです。どうしたら患者さんのためになるか、遺族に喜んでもらえるかと必死です。この気持ちは我々美容師やメイクアップアーティストと共通なものです。思いやりのあるひとこそメイクに向いていると私は思っていますが、看護師さんも同じではないでしょうか。

彼女たちの質問に答えながら、根本的に看護師さんたちはまじめで、思いやりにあふれるひとたちなのだと改めて実感しました。

じつをいえば、榛原総合病院では、エンゼルメイクを導入するにあたり、ただでさえ毎日忙しいのに、これ以上仕事量を増やさないでほしいという反発もあったそうです。しかし、実際にエンゼルメイクセットを導入し、病院全体が力を入れはじめると、反発者がむしろ協力的になり、勉強会に熱心に参加し、院内のエンゼルメイクの推進に力を注いでくれるようになったそうです。

看護師同士の絆が深まった

●チームワークはメイクから

榛原病院の看護師さんたちのメイクの技術が向上するにつれ、思いがけない波及効果もありました。

副看護部長（当時）の名波さんはいいます。

「看護師としてひとに優しくありなさい、看護師同士、思いやりをもちなさい、マナーをもってといってきましたが、百回理屈で説明するより、一度エンゼルメイクを実践するほうがよほど効果的でした。エンゼルメイクは看護師教育にも大きく貢献しています」

エンゼルメイクを練習するのに、看護師同士、お互いの肌に触れ合い、「かわいくなった」「きれいになった」と喜んでいるうちに、自然とコミュニケーションが深まり、なんとなくよそよそしかった同僚同士や、先輩と後輩の関係が良好になり、日常の業務も非常にスムーズにいくようになったといいます。

ひとの肌に触れるには、まず自分の手をきれいにする必要があります。皮膚はとてもデリケートなため、みなさん最初はこわごわとマッサージをしていますが、次第に慣れてくると、相手に対する思いやりが生まれてきます。どうしたら肌をきれいにできるか、そのひとらしさを引き出せるだろうかと心を傾けるようになります。

このように、メイクの基本と技術を学ぶなかで、ひとへの思いやりや接し方、マナーというものが自然と培われていくのです。名波さんが「若い看護師にどうやって思いやりやマナーを教えたらいいか悩んでいましたが、エンゼルメイクのおかげで自然とできるようになりました」とおっしゃっていたのは、本当のことだと思います。

●ホットタオルの効果

初めての講習会の様子を思い出すと、さながら江戸時代にオランダから入ってきた蘭方医学を学ぶ医師たちの集まりのようでした。私がデモンストレーションをする手順を見逃すまいと、みなさん食い入るように見つめていました。私が話す言葉を細大漏らさずメモしようと、みな必死です。シーボルトなどから蘭方医学の指導を受けた医師たちも、さぞやこんな感じだったに違いありません。

講習会では、まずホットタオルで顔全体を覆い、クレンジングマッサージクリームで化粧や汚れを取ってからスキンケアを始めました。ホットタオルを使ったのは、モデルになってくれた看護師さんが化粧をして来たので、それを落とすためでした。

真面目な看護師さんたちは、いつでもホットタオルを使うものと勘違いし、「そこまでやるの？」と疑問を感じながらも病院で実践したところ、白くなった肌の色が、ほんのりピンクになり、生きているひとのように血色が戻ってきます。こわばった表情もみるみるうちに穏やかに変化します。

「まるで生きているひとの肌のようだわ」

意外な効果にびっくり！　ということで、看護師さんたちから、「ホットタオルの効果はすごいです！」と報告をもらい、結果、エンゼルメイクにホットタオルは定番となりました。

そのひとらしさの復元

●「そのひとらしさ」をよみがえらせる

「エンゼルメイクは〝そのひとらしく〟といわれても、お元気なときのご本人を知りません。どうしたら〝そのひとらしさ〟をつくれますか？」

看護師さんから時折、こんな質問を受けます。確かに、なるほどと思いました。看護師さんたちは患者と直接接しているとはいえ、それは患者としての○○さんであり、病院の外で元気に活躍する○○さんではありません。

エンゼルメイクが目指すのは、そのひとがイキイキしていた頃の面影をもう一度取り戻すことです。闘病で憔悴している姿しか知らない看護師さんが、患者のいきいきした姿をメイクでよみがえらせるのは無理な話です。

私は、看護師さんの質問にこう答えています。

「そういうときこそ、家族の力を借りるといいですよ。家族のなかには、その方がいきいきと輝いていたときの顔が焼きついているはずですから。『これから○○さんのお顔をきれいにさせていただきますが、お元気だった頃の姿に近づけたいと思いますので、どんなお顔だったか教えていただけますか』などとお願いしてみてはいかがですか」

「〇〇さんの肌の色は、こんな感じでよろしいですか？」

「眉の形はどんなふうに整えますか？」

「唇の色は、どの口紅がいいですか？」

「どうぞ口紅を塗ってあげてください。〇〇さん、きっと喜ばれると思いますよ」

そんなふうに、一つひとつ家族に聞きながら、共同作業で「そのひとらしさ」を再現していくことが、家族にとっても、大切なグリーフワークの時間になるのではないでしょうか。

●「こんなのお母さんじゃない」

こんな印象深い話があります。

四〇代前半で乳がんで亡くなった女性がいます。

彼女は身体のあちこちにがんが転移していることがわかった段階で、もう積極的な治療はしたくないと、自宅療養に切り換えました。その間も、腫瘍が全身に広がり、痛みも強く、家族も身を削られる思いでいたそうです。とうとう「お願いだから、病院に行ってほしい」と懇願したところ、本人もよほどつらかったのでしょう、最後はホスピスに入り、その五日後に息を引き取りました。

ご主人と二人の娘さんが看取ったそうです。看護師さんが声をかけました。

「これからお母さまのお顔やお身体を整えさせていただきます。いろいろご相談しながら進めますので、よろしくお願いします」

二〇歳前後でしょうか、若い姉妹は表情をこわばらせ、ベッドの足元に立ちすくんでいます。「こんなの、お母さんじゃありませんから」といって、下を向いたままです。

看護師さんは、それは仕方がないことだと思ったそうです。やせ細った身体、全身に腫瘍が浮き出て、肌の色も変質していました。また、家族は病院での治療を求めていましたが、本人が固辞したこともあって、家族関係が良好でないまま急な死を迎えた状態でした。

看護師さんは無理強いはせず、一つひとつ「〇〇をさせていただきますね」と確認をしながら、また故人にも「〇〇さん、よく頑張りましたね」などと声をかけながら進めていきました。

いよいよメイクをする段になり、娘さんたちに「これからお母さまのメイクをしますので、お元気だった頃のご様子を教えてくださいね」とお願いし、「ここはどうしましょうか」「こちらは？」と尋ねたそうです。

するとと、少しずつベッドの足元から母親の顔のほうに近づいてきて、看護師さんの手元を見ながら、「眉はもっとしっかり描いてください」「唇の色は、この色を使ってください」などとアドバイスを始めたそうです。

お母さんはまだ四〇代前半の女性です。メイクでどんどん若々しく美しい姿に戻っていきます。看護師さんが、

「お母さま、おきれいな方ですね」というと、

「母は美容の仕事をしていて、いつもきれいにしていたんです」

姉妹の答えに、父親も深く頷いています。仕上げの段階となると、親子三人で盛んに、お母さんの顔はこうだった、ああだったと明るい表情で話しています。そして、お姉さんがこういいました。

「看護師さんは知らないと思うけど、これが母です。母はいつもこんなふうにきれいにしていたんです」

姉妹は母親の顔に自分たちの顔を寄せて、携帯電話で写真を撮り始めました。とても和

やかな雰囲気で、ちょっとした小旅行のためのお別れのような感じだったそうです。

退院するときになって、姉か妹のどちらかが小さな声で、「母は亡くなったんですね……」と呟くのが聞こえました。「この病院で最期を迎えられてよかったと思います。ありがとうございました」

看護師さんは、「そのひとらしさ」とは、家族のなかにある記憶を再現することだと感じたそうです。

「私一人では、〇〇さんをもとの姿に戻すことはできませんでした。娘さんたちの協力があったからこそ、お元気だった頃の様子に近づけることができました。改めて、ご家族といっしょにエンゼルメイクをすることの大切さを学びました」

そう報告してくれました。

看護師さんがエンゼルメイクを行う場合、聴き手に徹し、遺族から故人に関する情報を引き出すことが肝要です。

メイクをしながら尋ねると、具体的なイメージが喚起されるのか、みなさん、「このひとの眉はこうだった」とか「いつも笑っていたから、微笑んだような口元にしてほしい」とか、「そのシミは妻のチャームポイントだから、カバーしないで」とか、じつにいろいろなことを教えてくれるそうです。みんなでそろってメイクをつくり上げることが「看取りの時間」を有意義に変えるのだと思います。

2 家族の〝その時〟の意外な選択

死後処置への違和感

●熱心な取り組み

榛原総合病院では、院内にエンゼルメイク委員会（各診療科から看護職三〇名弱の委員で構成）を立ち上げ、月に一度、勉強会を開いています。実際に亡くなった患者さんにエンゼルメイクセットを使ってメイクをした事例報告、課題や問題点について話し合います。

私も光恵さんといっしょに何度も顔を出しましたが、みなさん非常に熱心で、つねにどうしたらよりよいケアができるだろうかと真剣に取り組んでいる様子がうかがえます。

そこで報告されるもののなかには、私たちの想像を超えるケースも多々あります。

生まれたばかりの新生児が亡くなることもあります。新生児の遺体は大人と比べて皮膚が数倍脆く、急激に乾燥が進むこと、それによって皮膚がしわだらけになってしまうといいます。そのままの姿で家族と対面させるのはあまりにも痛ましいので、どんな対応をしたらよいか、という質問が出ました。

細心の注意を払って皮膚に刺激を与えないようにするのがいちばん。刺激性のない乳液やクリームなどで十分保湿をしたうえで、赤ちゃんらしい赤味を混ぜたクリームファンデーションで整えることを提案しました。新生児の死など、ふだん考えたこともありませんでしたが、病院では起こりうる現実なのだと改めて気づかされたことの一つでした。

●家族にしかわからない思いがある

故人の死に、ときに家族は思いがけない反応を示します。

鼻から胃へとチューブを入れていた男性の患者さんがいました。看護師さんは、点滴などの機械類を取り外す前に、奥さんに一つひとつ「外しますね」と確認をしながら進めていきました。鼻のチューブを抜くときに、「こちらも抜かせていただいてよいですか？」と聞いたところ、「いいえ、それだけは抜かないでください」とおっしゃったそうです。看護師さんは、当然「はい」という返事が返ってくるものと思っていたため、「えっ?」と思わず聞き返しました。

「このひとは、長い間この管からごはんを食べていましたから、抜いてしまったらごはんが食べられなくなってしまいます」

患者さんは口から食事を摂るのが困難だったため、鼻から栄養を注入していました。奥さんは、それを抜くのはつらいといったのです。

看護師さんが葬儀会社に問い合わせ、チューブを入れたままでも火葬ができることを確認し、そのままの状態で清拭や着替え、メイクなどをすませました。

遺族は、近親者が亡くなっても、まだ生きていると思いたいのです。だから、裸にされたら恥ずかしいし寒いだろう、手を縛られたら痛いだろう、鼻に綿を詰められたら苦しいだろう……と思うのです。

こんなケースもありました。

長く入院していた高齢の女性が亡くなり、死後の対応について家族と相談していたときのことです。寝たきり状態だったため、お尻のあたりに床ずれ(褥瘡)ができていました。

「お尻の床ずれをきれいにして、ガーゼ交換させていただきます」

と看護師さんが説明したところ、娘さんがいいにくそうに尋ねました。

「その床ずれを見せていただけませんか？　母があれだけつらそうだったので、どれくらいのものだったのか、見ておきたいんです」

隣にいたお嫁さんが言葉を継ぎます。

「ガーゼ交換のとき、一度も見せてもらえなかったので……私たちへの配慮だとわかってはいるのですが」

遺族の心理というのは不思議なものです。方や元気な頃のままでいてほしいと思い、方や最後のつらい姿を確認したいというのです。看護師は要望どおり、お尻の大きな褥瘡を家族に見せることにしました。

二人はしばらく絶句したそうです。そして、娘さんがぽつりと呟きました。

「……こんなに大きかったんですね。これじゃつらかったでしょう、お母さん……」

しばらく、二人は支え合うようにして涙を流していました。そして、最後に娘さんがこういいました。

「見せていただいてよかったです。母がずっと臥せっていたときの気持ちがわかるような気がします。無理をいいましたが、ありがとうございました」

この話は、光恵さんが病院などに招かれて講演をするときに、看護師さんたちによく話すエピソードです。死後のケアを行う際、家族の意向を確認しながら進めることの大切さがよくわかる事例です。

●「無理に口を閉じないで」

遺体の口は閉じるのがふつうですが、家族によっては「無理に閉じなくていいです」ということもあります。

「口を開いて亡くなったのなら、そのほうが本人にとって楽なのかもしれませんから、そのままでお願いします」

「このひとはものすごく頑張ってきました。つらい治療にも耐えて頑張ってきたのですから、もうみじんもがんばらせたくないのです。だから閉じなくていいです」

そんな家族の気持ちに接し、驚くというよりも、胸を打たれました、と報告してくれた看護師さんもいました。

看護師さんたちに聞いてみると、「口は無理に閉じなくていい」という希望は、少なくないそうです。エンゼルメイク研究会では、家族の意向に沿うことが望ましい対応だと考えています。

以前は包帯で顔をぐるっと縛って下あごを閉じていました。でも、これでは時間が経つにつれて顔が膨脹し、いわゆるムーンフェイスという、見るに堪えない姿になってしまいます。現場の看護師さんたちも、胸を痛めながらも、死後処置の一環として仕方なくやってきたことです。

しかし、エンゼルメイクの導入から一年も経たないうちに、看護師さんから「閉口のために顔を縛るのをやめたい」という声が次々に上がり、その代わりにチンカラー®という下顎固定用品を採用してほしいという要望が高まりました。この用品は、衣服に隠れて目立ちにくく、装着しても遺体を傷つけることのない画期的なものです。

ただ、安価なものではないので、導入するかどうか念入りに検討したうえで、二〇〇三年七月から導入しました。導入二年後、半年間の使用率は六〇%を超えており、その有用性を示しているといえるでしょう。

チンカラー®導入に至るまでの経緯を、榛原総合病院のエンゼルメイク委員の一人である看護師さんがレポートにまとめてくれています。

彼女は、研究会に参加して他の病棟での死後処置の方法を聞いたり、文献を読んだりして勉強するなかで、いままで当たり前のように行ってきたことや、無理だと決めつけていたことを見直すようになったそうです。「必要のない綿詰めはやめ、必ず行うものと決めつけていた処置も、そのひとの状況を見て変更し、最後の旅立ちをそのひとらしく、美しくと考えて行うようになった」と振り返っています。

さらに、死後の処置が終わったあと、家族から、

「顎のひもがなくてよかった。あれは悪いひとみたいで切ない。悪いことなんかしていないのに……。だからよかった。ありがとう」

といわれたことをきっかけに、「おかしいと思ったことは立ち止まって考え直すことが必要だと痛感しました」と実感を述べています。さらに、チンカラー®が導入されるまでの間は、タオルや枕を使って固定するよう工夫したそうです。「スタッフ全員の意識が変わった表れだと思います」のひと言に、エンゼルメイク研究会を立ち上げて本当によかったと心から感じました。

●なぜ手首を組ませるのか

包帯で手首を縛る処置について、遺族に違和感があることは前述しました。

私たちエンゼルメイク研究会は、「手首は縛らない」をエンゼルケアのスタンダードにしたいと考え、そのためにはまず、手首を組ませることの意味を知ることから始めようと、葬儀関係者や僧侶に尋ねました。

すると、宗教的な意味合いがあってしていたのではなく、昔からの習わしでしかないことがわかったのです。

では、なぜ手首を組ませるようになったかというと、そこには日本人独特の死者への〝怖れ〟の感覚がありました。まだ日本に仏教が伝来していない時代、死の直後の人間は不安定な霊魂となり、生きている人間に禍をもたらすものと恐れられていたそうです。また、鼻や口など穴のあいたところから悪霊が入り、成仏ができないとも考えられ、鼻や口には砂や石を積め、死からよみがえってこないようにと手を組ませて封印していたとのこと。それが習わしとなっていまに残っているのだということでした。

また、葬儀関係者に確認したところ、たとえ硬直してからでも、手を組ませたり着替えをさせることは可能だとのことでした。ならばなおさら、病院で亡くなったばかりの遺体に手を組ませる必要はありません。退院後、必要な段階になったときに希望があれば組ませたらいい――エンゼルメイク研究会ではそう結論づけました。

榛原総合病院では、遺族に意向を聞くと、ほとんどが「縛らないでほしい」と答えるため、基本的には手を組ませず、家族の希望があったときだけ組ませるという方針に変わったそうです。

ただ、まだまだ習慣的に手を縛る病院も少なくありません。私が病院や医療関係の組織などで講演をする際には、榛原総合病院の取り組みを紹介しながら、遺体を縛らなくとも問題はないこと、そのほうが亡くなった本人の尊厳を損なわず、ご家族も満足することを伝えるようにしています。

看取りとしてのエンゼルメイク

●エンゼルメイクは看護師の「誇り」

エンゼルメイクを導入したことで、何がいちばん変わったのか？　それは死に逝くひとを「ケア」の対象としてとらえ直したことだろうと思います。

前にも登場した名波さんはこう振り返ります。

「エンゼルケアの重要性に目覚め、実施するようになってから、これまで私たちのしていた死後処置は、故人を死体として扱い、葬儀の準備をしていただけのように思えてきました」

かつては死後処置に不満で、「こんな病院に入れなきゃよかった！」などと吐き捨てて帰る遺族もあったそうです。それが、「看護師さんがここまでやってくれた」と感謝されるまでになり、おかげで病院の評価も向上したそうです。

加えて、看護師さん自身の自信回復にもつながりました。看護師でなければできない分野で、意を尽くしたケアができることが、彼女たちの自信をアップさせるのです。

エンゼルケアに要する時間は、平均三〇分前後にしかすぎません。しかし、その時間は濃密で特別な時間です。

看護師の一人はこういいます。

「人生最期の重要な場面で、遺族への接し方、ケアの内容如何によって、遺族のなかにもう一度、故人の生命の輝きを取り戻すことができるのではないかと考えるようになりました」

私は一人ならず、何人もの看護師さんから、こうした意識の変化について聞いています。つくづくエンゼルメイクの果たす役割は大きいと思わずにいられません。同時に、さらなるエンゼルメイクの充実・普及を図っていかなければと背筋の伸びる思いがします。

●「死」がいとおしいものに

不思議なもので、私がエンゼルメイクにかかわるようになってから、まるで何かに導かれるようにして、さまざまなご縁が続いています。光恵さん、榛原総合病院、マーシュ・フィールド社長の澤田晴子さん……。

ほかにも縁が広がっています。私の教え子でメイクアップアーティストとして活躍していた女性が三九歳で亡くなったのですが、あるとき彼女の妹さん（もりむつみさん）が訪ねてきました。長い闘病の末に息を引き取ったため、お姉さんの表情は決して安らかなものではなかったそうです。

深い悲しみのなかにいた妹さんを救ったのは、看護師さんがお姉さんに施してくれたメイクでした。苦悶の表情が一変し、元気だった頃のイキイキとした面影が戻ってきました。肌は自然な色に、引き締まった口元は凛々しく、唇はふっくらとした桃色を発しました。美しく、そして安らかな表情のお姉さんがそこに眠っていました。

まさしく姉そのものの姿……と思うと、頭を撫で、初めて心から「おつかれさま」ということができたといいます。

彼女は、マスコミの仕事がしたくて編集・ライター養成講座に通っており、卒業制作として、エンゼルメイクについて書きたいと考えたそうです。調べると、エンゼルメイクを実践し、普及させた一人が私であることを知り、同時に、姉が美容を学んだメイクアップ学校の校長でもあることに驚くとともに、不思議な縁を感じたといいます。

彼女のインタビューを受け、のちにまとめられた作品はその養成講座の優秀賞を取りました。その文章はその後、雑誌『編集会議』に掲載されました。

彼女はエンゼルメイクを「残されたひとが〝生〟を大切にする最大の機会」と表現しています。私はその意見に大賛成です。

●家族でも手軽にできるエンゼルメイク

最後にエンゼルメイクの簡単なやり方について触れていきましょう。

フルメイクでなくても、どこか一か所化粧を施すだけで、「自分がしてあげた」という思いが残ります。

いざ大切なひとを失うと、悲しみで、そんな気分にはなれないということもあるかもしれません。そのときは、無理をせず、そばで看護師に要望を伝えるだけでも、かけがえのない看取りの時間になります。

ここでは、私がおすすめする、家族が負担なく参加できるエンゼルメイクの方法をお伝えしたいと思います。

＊爪切り
生きているひとの手足の爪を切るのと同じ要領で行って問題ありません。手には、そのひとの人となりが表れるような気がします。やわらかくふくよかな手、不器用そうだけど正直者の手、よく手を使っていたひとの働き者の手……。爪を切りながら、亡くなったひとに想いを馳せることができるのではないでしょうか。

また、ひとの身体に触れるのが照れくさいという男性にも、爪切りは取り組みやすいエンゼルケアだと思います。

＊手足にクリームを塗る
亡くなったひとの皮膚はどんどん乾燥が進みますから、看護師が身体を拭いたり、シャ

エンゼル マッサージ〈順番イラスト〉

※全体的に力を入れず、慈しみの気持ちをもって、〈優しい力〉で行いましょう!

〈マッサージの回数は状況で判断してください。ここでは基本的な回数を記しておきます。両手を使用〉

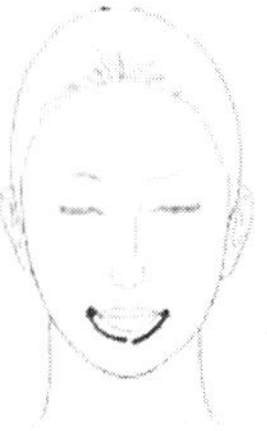

・3～4回位行います

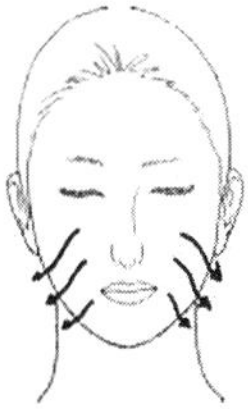

・1～2回位行います
顎のところで一度動きを止め、耳の後ろの方に向かうように動かしていきます

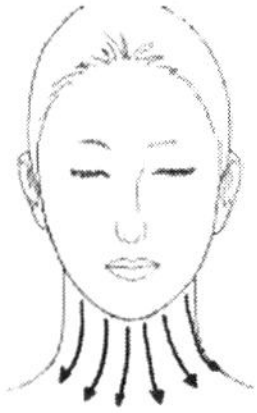

（もし、できる状況であれば…）
・1～2回位行います

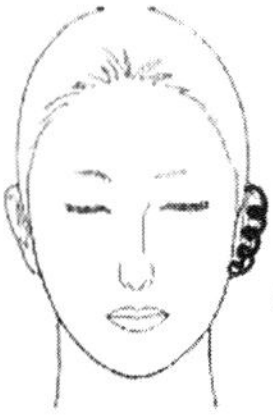

・3～4回位行います
親指と中指で挟むようにしながら、耳を上下します

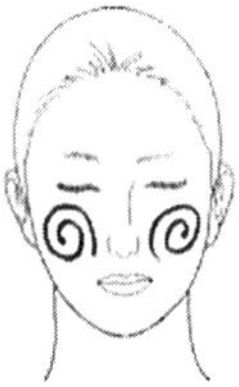

・4～5回位行います
顔中央から外側に向かうよう

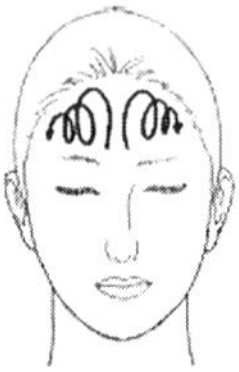

・3回位行います
額中央から外側に向かうよう

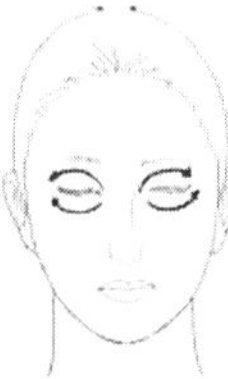

・3～4回位行います
目頭から目尻に向かうよう

or

より閉眼させたい時

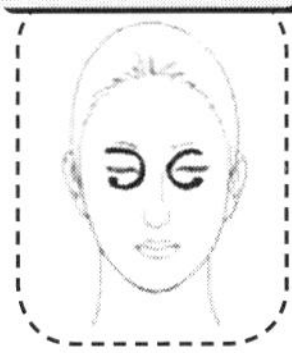

・4～5回位行います
顔中央から外側に向かうよう

ワー浴をしたあとに、保湿性の高いクリームを使って、マッサージしながら手や足に塗るといいでしょう。

＊耳にも血色を補う

蒼白の顔に、血色が戻ることでずいぶん印象が変わるものです。エンゼルメイクのなかでも、血色をプラスすることは重要なポイントの一つです。顔だけでなく、首や耳など、露出している部分にはすべてクリームファンデーションを塗りましょう。ファンデーションの色は、ピンク系か、赤のファンデーションを混ぜるなどして、生きているひとよりも濃いめの赤い色合いをつくります。赤すぎると思っても、時間の経過とともに、どんどん遺体は血色がなくなってしまうので、濃いかなと思うぐらいがちょうどいいのです。

ファンデーションを塗るのがむずかしければ、そこは看護師に任せて、耳にチークを塗るだけでも挑戦してみてはいかがでしょう。手軽にできるので、私がおすすめしているエンゼルメイクのポイントの一つです。

耳にも？　と驚かれるかもしれませんが、生きているときは耳には自然な赤味がありま す。亡くなると、耳は真っ白になってしまいます。しかも、仰向けになっているため、耳が露出して、余計にその白さが目立ってしまいます。

光恵さんは、これを説明するのに『風とともに去りぬ』の話をします。主人公のスカーレット・オハラが意中のひとに会いに行くのに、頬を指でつまんで、耳を引っ張ってから出かけるシーンがあります。頬や耳に血色をつけて、いきいきした感じにしているのです。私たちメイクアップアーティストの世界では、耳にもファンデーションやチークを塗るのは当たり前のことです。亡くなったひとの血の気の失せた耳を初めて見たときは、これは大事なポイントだと思ったものです。

赤い口紅か、赤い練りチークを指にとり、耳たぶや耳のふちになじませると、自然な赤味が戻り、生気が感じられるようになります。

＊マニキュアを塗る
エンゼルメイク研究会で開発した、エンゼルメイク専用のメイクボックスには、薄いピンク色の透明マニキュアが入っていますが、非常に利用頻度が高く、すぐになくなってしまいます。聞いてみると、お母さまを亡くした娘さん（その逆もあります）が、自分の手で少しでも美しくしてあげたいと使うそうです。

爪もまた、皮膚と同じで、亡くなると血色が失われます。指先がほんのりピンクでつややかであれば、若々しく感じられます。

薄いピンク系の透明マニキュアは、男性にも、ご高齢の方にもおすすめです。

家族が参加しやすいエンゼルメイクのポイントは以上です。もっと本格的なエンゼルメイクをしたいという方は、小林光恵さんの『ケアとしての死化粧』にくわしく書かれていますので、参考になさってください。

5章

メイクはひとを生き返らせる

——病者、高齢者にも化粧を

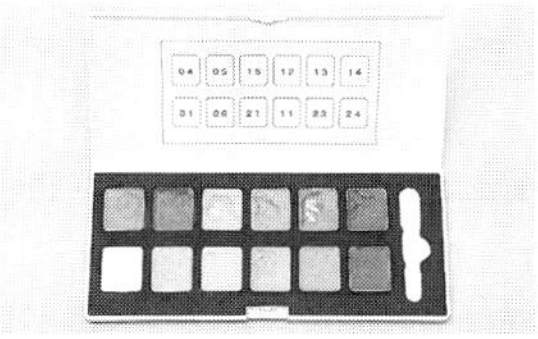

1　ひとは誰でもきれいに死にたいと思っている

ベッドでできる美容術

●身ぎれいにいたい

これまで多くの方のエンゼルメイクをしてきて思うのは、ひとは誰でも「きれいに死にたい」と思っているということです。ところが、いろいろな事情から、思うようにいきません。私に最期のメイクを頼むひとは、それがわかっていて、「リカバリー、よろしくね」との思いなのかもしれません。

病気になってやつれた姿をひとに見せたくないと、故人も思いますし、遺族も思います。それなのに、対処法がまったくなかったというのは、寂しいかぎりです。

全国の病院で講演をした際に、看護師さんから聞く事例のなかにも、「身ぎれいに死にたい」という思いの強さがわかるエピソードがたくさんあります。

頬からまぶたにかけて顔面に大きな腫瘍ができた年配の女性は、「来たひとを驚かせてはいけないから」と面会を断っていました。顔を見るのがつらいからと鏡も見なくなったそうです。同じ病室のひとに見られるのもいやで、ベッドの周囲のカーテンを閉め切った状態だったそうです。

ご主人はいつもイライラしていて、「もともと、そんなに美人じゃないんだから気にすることなどないじゃないか」と辛辣なことをいっていたそうです。

でも、担当の看護師は、ご主人のほうが、本当はつらいのではないかと思ったといいます。人間関係を閉ざして死を迎えるだけの消極的な妻に苛立ち、それをうまくいえない自分に苛立っているのではないか、と。

その看護師は、ご主人にこういいました。

「奥さんのお顔は化粧でカバーすることができます。肌の色やむくみを目立たせなくするよう、ベストを尽くします」

それから二週間後、奥さんは息を引き取りました。看護師は私のエンゼルメイク講習会にも参加したことがあり、傷やあざ、しみなどのカバー方法を学んでいました。腫瘍の腫れを抑えることはできませんが、赤黒くなった肌の色を抑えるだけでも目立たなくなり、穏やかな表情を取り戻すことができます。

看護師はカバー力の高いファンデーションをていねいに塗り重ね、腫瘍部分がほかと変わらないようにしました。また、ベッドサイドの娘さんに細かく確認しながら、眉や唇、髪を整えました。

ご主人は退院の際に、「ずいぶんきれいにしてもらってありがとうございます」とお礼を述べて帰られたそうです。さらに数週間後、わざわざ来院されて、お通夜、告別式のときも、きれいな状態のままだったと教えてくれたそうです。関係者に顔見せできないままお別れしなくてはならないと覚悟していたので助かりました、とおっしゃったそうです。

●「あなたのおばあちゃんじゃない！」

きれいに死にたいというのは、人間の尊厳の問題です。それは老いたからといってなくなる問題ではありません。

病院には不合理なことが山ほどあります。入院経験のあるひとに聞けば、あれもこれもと教えてくれることでしょう。そのなかの一つに呼称問題があります。

今まで「〇〇さん」だったのが病院に入った途端、「おじいちゃん」「おばあちゃん」にされるのは、どうしてなのでしょう。電車などでそう呼ばれて席をゆずられるのならわかります。そう呼ぶしかないからです。しかし、病院には名前といっしょに入院するわけです。

十把ひとからげに呼ばれるのは、たいへん不本意なことです。極端をいえば、〝モノ〟として扱われている気さえするでしょう。

私がもし誰かに「おばあちゃん」と呼ばれたら、「私はあなたのおばあちゃんじゃないわよ」と怒りたくなります。自分の身に引きつけて考えてみればわかりそうなものなのですが……。

介護の現場でも、同様のことが行われています。スタッフは「あのひとは気難しいひとだ」「性格が悪い」「年寄りはがんこでいうことを聞かない」などといいますが、そうさせているのは自分だとは気づきません。

「年寄りは気難しくていうことを聞いてくれない」というスタッフには、「そんなに意地の悪いひとばかり担当しているんですか？　ところで相手のことを何て呼んでます？」と聞くと、そういう愚痴をこぼすひとにかぎって、〝おじいさん〟派、〝おばあさん〟派です。

人生七〇年、八〇年と年輪を重ねたひとへの敬意が感じられません。まるで幼児を相手にしているように、手をたたいたり、童謡を歌ったり、輪投げをしたり、なんとも幼稚なゲームをやっています。リハビリの一環、リクリエーションの一つということなのでしょうが、私がもしこうした施設に入ることになったら、あんな子どもじみたことは断然拒否！と思っています。

介護の現場で働くひとには、次のような話をしています。

「ご年配の方のなかには、人生でいちばんよかった時代の〝栄光の自分〟が棲んでいるんです。それをリスペクトすると、もっと別の接し方が見えてくるのではありませんか？せめて、ご本人の名前で呼んであげること、自分もきちんと名前を名乗ることは基本だと思いますよ」

相手を敬う気持ちは、ひとと接するときの基本です。看護も、介護のお世話も、メイクも、そのうえに成り立つものです。

たとえば、以前ボランティアで訪問した施設で化粧をさせてもらった女性は、お話をうかがうと、日本舞踊のお師匠さんだったとのことでした。きっとお化粧にもこだわりのある方だったに違いありません。そこで、和服が似合う上品な色白のメイクをしたところ、たいへん喜んでくださいました。

男性で、かつて企業の要職に就いていたような方は、眉を整え、髪をきちんとセットして、陽に焼けた、健康的で自信にあふれた印象をつくる。すると、不機嫌が服を着て歩いているようなひとでも、目に力が戻り、いきいきとひとと会話をするようになります。理解や敬意をもって接することで尊厳が戻り、元気がよみがえる——どうも人間はそういう順番で生きているようです。

化粧によって自信を取り戻し、いくつになってもいきいきとしていることができる。こうした化粧の効果を実感している私は、入院している方、介護が必要な方にもメイクをすすめています。最期のメイクの前にもやることはあるのです。

●化粧が心を潤す

ここでいう化粧は、「身だしなみ」に近いものと思っていただいてかまいません。

病気や高齢によって、自分の身のまわりのことができないひとに対しては、たとえば、髪を洗ってサッパリとしたあと、ブラシで整える。顔に蒸しタオルをあてて、皮膚の汚れをきれいに拭き取る。さらにクレンジングマッサージクリームで顔をていねいにマッサージし、汚れを取り除くとともに、血液の循環をよくする。乾燥した肌には、保湿性の高い乳液やクリームをつけてしっとりさせる。こうしたことだけで生きる張りが違ってきます。もう少し化粧の要素をということであれば、ちょっとチークを塗ったり、リップグロスのようなもので唇を潤わせます。

こうしたケアは、ものの数分でできることです。それでひとの気分がよくなり、まわりとの関係もよくなるというなら、やらないほうが損です。

●乳液一本さえあれば

料理でも何でもそうですが、道具一式そろってからというと、せっかくのやる気も失せてしまいます。化粧も同じで、乳液が一本あれば、汚れ落としから保湿まで万能に使うことができます。

もし、無人島に一つだけ化粧道具を持っていっていいというなら、私は迷わず乳液にします。乳液ほど、肌にとって役に立つものはないからです。

皮膚には皮脂膜という膜があります。これはいわばマヨネーズのようなものです。汗腺から分泌される汗と、皮脂腺から分泌される皮脂が混ざった状態で皮膚を覆っています。それによって、水分の蒸発を防ぎ、皮膚の潤いを保っているのです。

皮脂膜は、いわば天然の乳液といっていいでしょう。しかし、時間の経過とともに酸化してしまい、逆に肌のトラブルのもとになります。ですから、毎日のお手入れで、きちんと洗顔をして、古い皮脂膜を取り除く必要があるのです。

皮膚の表面が汚れていたり、乾いていたりすると、皮脂膜は分泌されませんから、クレンジングによる洗顔が必要なのです。私は、美容のなかでも洗顔を重視しています。

次の皮脂膜ができるまで、化粧水とともに、乳液やクリーム、美容液など油分を含んだ化粧品が必要となります。なかでも、乳液は、水分と油分の両方をバランスよく含んでおり、皮脂膜に最も近い化粧品です。

そもそも化粧品業界は、水と油を混ぜ合わせる技術からスタートしています。つまり、皮脂膜と同じものをつくろうと考えたわけです。

一〇代の肌は、顔を洗うだけで十分きれいです。つやもハリもあってきめ細かい肌をしています。新陳代謝が活発で、清潔な皮脂膜ができるので、乳液やクリームなどを補わなくても水分と皮脂のバランスがちょうどよく保たれています。

しかし、年齢とともに皮脂膜の分泌は衰えていき、不足がちになります。ですから、それを補うスキンケア用品が必要になります。現在は、さまざまな機能をうたうクリームや美容液がありますが、私は上質な乳液一本あれば十分だと考えています。

●病気で臥せっているひとに乳液を

旅行で荷物を増やしたくないときなど、私は乳液一本だけ持っていくことにしています。コットンに含ませて拭き取れば、クレンジングの代わりになりますし、そのあとで顔や全身に塗るとボディローションの代わりになります。また、髪につければ、つや出しになります。一週間の旅行で乳液一本を使い切ってしまうくらいよく使っています。

病気のひとや介護を受けているひとも、乳液を使うことぐらいはできるはずです。外出もしないし、お化粧もしないから、それほど汚れていないと思うかもしれませんが、ほこりなど空気中の汚れが身体の露出部分にたまっていきます。それを落とすには、コットンに含ませた乳液をクレンジング代わりにすればいいでしょう。

私は、「表面に出ているところは全部乳液クレンジングで拭き取ります。耳も髪もやってみてください。最後は、靴まで拭き取るのよ」と冗談をいって笑わせています。

乳液をつけたあと、指で顔のあちこちをピンピンピンとつまむようにして弾いてみてください。刺激を受けて血行が促進され、血色のいい顔になります。

乳液をコットンに含ませてしばらく顔にのせておけば、パックにもなります。

来客があるので、少しだけお化粧をしておきたいというときには、乳液にファンデーションを少し混ぜて顔につけると、ちょうどいい薄化粧になります。さらに化粧っ気が欲しいときは、やわらかい色のリップクリームをつけて、ほんのりピンク色の練りチークをふわりとつけるのもいいでしょう。

私は東日本大震災が起きたすぐあとに、被災地に乳液とコットンとタオルを五〇〇セット送りました。お風呂に入れないひとがたくさんいらっしゃったと思いますが、乳液で全身を拭き取るだけでも汚れ落としになり、清潔さを保つことができますし、寒くて肌が乾燥してしまっているひとには保湿効果があります。髪を洗えないときには、乳液を染み込ませたガーゼやコットンをブラシにはめるようにして、髪をとかすと、乳液が頭皮の汚れを落とし、髪の毛に潤いを与えてくれます。

●押し付けボランティア

化粧品会社などが社会貢献の一環として、高齢者福祉施設や障害者施設などを訪問し、肌のお手入れから化粧まで美容法を教えたり、実際にメイクをしたりするボランティア活動を行うことがあります。

私も年に数回行っていますが、企業の場合、フルコースでメイクをするのが普通です。ばっちりメイクをしてもらって本人は喜びますが、お世話をする施設のひとがあとでたいへんです。そのメイクをどうやって落とすのか。クレンジングの用意のない場合は、新たに購入しなければいけないケースも出てくるでしょう。ボランティアでよかれと思ってやったことが、「かえって仕事が増えた」などと不評を買っていることもあるようです。

そこにいるひとの立場になれば、このひとにはフルコースのメイクなど必要ないとわかるはずです。

清潔にし、乾燥から肌を守り、潤いを与えること。肌がふっくらとやわらかくなるだけで、ひとは穏やかな気持ちなり、笑顔が戻ります。

化粧のセラピー効果

●そのひとの持てる力を支援する

エンゼルメイクで死者のメイクにかかわっているうちに、では病者のメイクはないがしろでいいのか、という内なる声が聞こえてきました。

病者であれば、自分でできるひともいれば、看護師さんに手伝ってもらえば何とかできるひともいます。死者よりよほど手間がかかりません。

なぜひとは装うのかといえば、社会とのかかわりを保つためです。病院では着物を取っ替えひっかえできないので、せめて化粧だけは社会への窓として残しておくべきだと私は思っています。

自分でできて、それも苦にならないやり方を覚えれば、自立へとつながります。先に挙げた乳液など好例です。

私は高齢者福祉施設などにうかがったとき、あるデモンストレーションをよく行います。実験台になってくれるひとを募集し、次のような順番で進めます。

まず、片方の手にクリームを塗りながら、よくマッサージをします。それから、精油で匂いづけした蒸したピンク色のタオルでその手を包みます。十分に温まったところで、タオルを取ります。血液の循環がよくなり、皮膚がやわらかくなった手は、ほんのりピンク色でふんわりとしています。

ほかのひとに見えるように両手をかざしてもらうと、違いが歴然です。実験台になった本人もきれいになったと喜んで、今度は、何もしていないほうの手を差し出します。そのときがチャンスです。

「はい、じゃあ今度はご自分でやってみましょう」

と、先のやり方を教えるのです。

手を動かすこともあまりないため、腕の筋肉がこわばっていることも多いので、反対側の手でほぐしながら、「こうやって腕を伸ばすといいですよ」などといいながら、コツを教えていきます。

「これならご自分でもできますよね。ご自分が気持ちいいと感じる加減で、マッサージするといいですよ。仕上げに蒸しタオルを使うと、さらに柔軟性が高まり、やわらかなお肌になります」

気持ちよく、しかも簡単にできるので、私が帰ったあとも自分でマッサージするのが習慣になります。

●色と香りがもたらす癒し効果

［フロムハンド］メイクアップアカデミーがある東京・北青山地区の高齢者施設には、二

○年以上前からうちの学生が定期的に訪問し、マッサージとスキンケアのボランティアを行っています。ある化粧品会社から、高齢者と美容についての関係を研究したいという相談があったのがきっかけです。

私は当時、マッサージを中心とした自立支援のボランティアを行っていたので、そのかたわら調査もすることになりました。

じつは、初めて訪れたときには施設から固く断られました。

その施設では、以前にも化粧品会社から依頼があり、協力したところ、さんざんな目に遭ったとのことでした。聞いてみると、施設の高齢者の写真を大量に撮った挙げ句、無断でそれを使用して、自分たちのボランティアの宣伝に利用したそうです。

私たちがやろうとしている活動は、その会社とは根本的に違うことを説明しました。

「我々がやりたいのは、そのひとが自分の手でできることをアドバイスし、自立を支援することです。けっしてやりっぱなしのメイクではありません」

すると、趣旨を理解してくださった施設長が全面的に協力してくださり、蒸しタオルに使うピンク色のタオルも購入してくれました。

ピンクは温かく、やわらかな色です。気持ちをパッと明るくする効果があります。さらに、蒸しタオルにラベンダーなどの香りをつけると、気分をリラックスできます。視覚、触覚、嗅覚が刺激され、単調な日々を送るひとにリズムを与えてくれます。

その施設では、いまでもピンクのタオルをそろえていて、私が教えたやり方で、マッサージや薄化粧を続けているそうです。

高齢者の施設に行くようになったのがきっかけで、ユニバーサルデザインの化粧道具も開発しました。手が不自由で、上手につかむことができないひとでも使いやすいようにデザインしたオリジナルのパフブラシです。持ち手の部分を握りやすいように作ってあるため、あちこちの施設で重宝がられています。

その実演をするときは、まず手をグーパー、グーパーと握ったり開いたりして指のエクササイズをしてから、パフを握ってもらいます。

このパフが握れるひとは、パウダーファンデーションを自分で塗ることができます。さらに、笑い顔をつくって盛り上がった頬に、同じパフでほんのりチークをのせてもいいでしょう。

●八年間の沈黙を破らせたもの

高齢者と接していると、言葉にしなくとも、少しずつ彼らの考えていることがわかるようになってきます。それは、失敗や成功を重ねながら、学んできたことです。

たとえば、熱海の海が一望できる高齢者施設にうかがったときのことです。ずっと海の方ばかり眺めている女性が数人いました。行ってお話ししようとしたら、「会話ができませんから、無駄ですよ」とスタッフがいいます。

それでも、一人の方の車いすのそばにひざまずき、「こんにちは」と挨拶をして、手のマッサージをしながら、いろいろと話しかけてみました。

しばらくそうしていると、話そうとして何かいいたそうに口を動かします。本人は言葉を話しているつもりなのでしょうが、私には何をいっているかわかりません。

「はい？」

と、聞き直そうとしたら、もう一度、口を動かすのですが、やはり聞き取れません。何度も聞き直したら失礼になると思い、あきらめて、わかったようなフリをしたのが、いけなかったようです。私の手をぎゅーっとつねったのです。「そうじゃない！」といいたかったのでしょう。私は「ごめんなさい」と謝りました。

もう一つは成功談です。

中央区にあるデイサービスに生徒たちとうかがったときのことです。知り合いの大学教授のご夫婦がお母さまを連れていらっしゃいました。九〇代のお母さまは車いすに座っておられました。

教授は我が娘の恩師でもあり、お世話になっていた方でしたので、私がお母さまにマッサージをしました。髪の毛を整え、薄くお化粧をしている間、学生がハンドマッサージをして、爪に透明のネイルを塗って差し上げたところ、「ありがとうございます、ありがとうございます」と細い声で何度もいったのです。

そのことを教授ご夫婦に報告したところ、えっ！　と驚きの声を上げました。

「母は口がきけないんです。もう八年間、ひと言もしゃべっていないんです」

というではありませんか。これには私も驚きました。きっと、マッサージで気持ちがほぐれ、口のこわばりもゆるんだのかもしれません。

肌に触れる、きれいになる、それだけでこうした奇跡が起きるのです。

2　化粧で社会性を取り戻す

サポートするひと自身がメイクを

●女性も男性も装い好き

化粧の問題を持ち出すと、男性は、自分に関係ないという顔をするひとが大半です（最近の若い男性は別です）。

でも、マッサージを受けた女性が、「なんて気持ちいいんでしょ」「こんなにきれいにしてもらったわ」などと喜んでいる姿を見ると、男性も少しずつ近づいてきます。

「男のひとも大丈夫ですよ。男性にはマッサージをして、眉毛を整えてあげます」

そんなふうに、入り口を広げると、さらに興味を示してくれます。

マッサージと薄化粧を終えた女性の間では、常套句のように、

「あら、お嫁にいけるかしら」

「あら、お見合いしようかしら」

という言葉が飛び交います。若かりし頃に、思いが戻っているのです。

男性も興味津々です。頑なだった男性のなかから一人、二人と手を差し出すひとが出てきます。その手をマッサージすると、への字に曲げた口も平らになり、厳しい顔もほころんできます。しまいには、車いすから立ち上がって、手すりを伝って歩き出すひともいます。

手をたたいて褒めると、階段まで昇ろうとしたひともいます。男性はいつまで経ってもええかっこしいが治りません。

マッサージで身体と心がほぐれ、その余裕が他者へと向かう——ええかっこしいも、その一つです。固い言い方でいえば、彼らに社会性が戻ったのです。社会性とは、何らかのかたちでひととかかわることです。

もしあなたが絶海の孤島にいたとします。そこで化粧をしたり、髪をといたりするでしょうか。そう考えれば、化粧がもっている意味がわかります。

病院や施設に入るということは、社会性を断ち切られるということです。いままではそれでよかったかもしれませんが、病院にいようと施設にいようと、生き方の〝質〟を保ちたいという層が確実に増えています。化粧はその社会性を取り戻す大事な機縁になると考えられます。

私の友人で、現役時代はバリバリの編集者だった女性が、引退した途端、家に引きこもり状態になりました。一日中、パジャマで過ごす日々を送っていたそうです。

しかし、このままではダメになると意識を転換し、朝起きたら、まずストッキングを履くことにしたそうです。パジャマにストッキングは合いませんから、次は洋服に着替える。洋服に着替えると、化粧もしようかしら、という気になる。そうやって失いかけた社会性を取り戻したと、笑って教えてくれました。

●「寝かせきり」が社会性を奪う

いままで挙げてきたいくつもの例でわかるように、会話もできない、歩けない、とされているひとが、突然、言葉を発したり、歩き出したりすることがあります。

どこかに分岐点があって、彼らはそういう不都合な状態になったはずです。その時点で適切なはたらきかけをすれば、彼らのコミュニケーション能力や運動能力はなくならなかった可能性があります。

そのなかでも最悪なものが、「寝たきり」ではないかと思います。諸外国には、これに相当する言葉がないと聞いたことがあります。私は「寝たきり」ではなく、「寝かせきり」が正しい言い方ではないかと思っていますが、寝たきりでいたいひとなどいるわけがありません。お世話する側の都合で、寝たきりのほうが楽なので、寝かせたままにしているだけのケースが多いのではないでしょうか。

日本では、寝かせきりのひとに、いかに床ずれをつくらずにお世話したかが美談になりますが、本末転倒の話です。寝かせきりにしなければ、床ずれはできません。

もうだいぶ前になりますが、オーストラリア・シドニーの介護施設の視察をしたことがあります。当時の厚生大臣が女性で、お付き合いもあった関係で、何人かで同施設を訪問しました。

一日しか時間がないなかで、「何を見たいか？」と聞かれました。「介護施設もさまざまで、高級なホテルのようなアッパータイプからミドルクラス、そして簡素で庶民的なところまでいろいろあるのだけれど……」というので、私は日本でも参考になりそうなミドルクラスより少し下の施設を見せてくださいとお願いして、同行した女性ジャーナリストら数人といっしょに連れていってもらいました。

そこは、日本の感覚でいえば、富裕層が行くようなしっかりした施設でした。各階は症状の重さによって色で区分けされており、各部屋を見せてもらったのですが、まったくひとがおらず、どのベッドもきれいに整えられていました。

だれかが「あら、だれもいませんね」というと、案内してくれた施設のスタッフが怪訝な顔をして、「今は夜ではありませんから、寝る時間ではありません」といいました。入所者はみんな、食事を終えて図書室かリクリエーション部屋にいると教えてくれました。

その図書室に行ってみると、みな思い思いの本を広げて読書にふけっています。驚いたのは、みなさんきちんとした身なりをしていることです。女性はストッキングを履いて、スカート姿です。お化粧をしてアクセサリーをつけているひともいます。男性方はジャケットを着て、革靴を履いていてジェントルマンな雰囲気です。

ここには社会性がしっかり存在しているのだと実感しました。スタッフも、一人ひとりをきちんと名前で呼んでいました。

図書室で一人、分厚い学術書のような本を広げて、真剣に読みふけっている上品なご婦人がいました。あまりにも素敵だったので、視察に同行したジャーナリストが思わず写真を撮りました。ご婦人は突然のシャッター音に驚いて、こわばった表情をこちらに向けたのですが、ソーシャルワーカーの男性がすぐさま駆け寄り、背中を抱きながら「あなたがあんまり美しいから、日本から来たひとが写真を撮ったんですよ」と気持ちを落ち着けていたのが印象的でした。

このように、日本の高齢者施設とはすべて様子が違い、新鮮でした。改めて、お年寄りだからといって、ベッドに一日中寝かせたままでいるのはよくない、いくつになっても、きちんと身だしなみを整え、化粧することが、老化を防ぐ意味でも大切だと実感したのです。

●美容が延命の手助け

私は介護の現場に、美容の理論を取り入れるべきだと考えており、一時、介護の専門職のひとに声をかけて研究会をつくったこともあります。

最近では「美容福祉」という新しい発想が生まれ、少しずつですが広まりつつあるようです。美容福祉とは、介護や病気によって、自分で身だしなみを整えるのが困難になったひとに対して、整髪やお化粧などを通して、ＱＯＬ（生活の質）を高め、元気になってもらおうという考え方です。

すでに記したように、お年寄りがマッサージやお化粧をすることで、いきいきとした気持ちを取り戻し、元気になるケースはたくさんあります。全身を清潔に保ち、きれいに身だしなみを整えることで、生きる張り合いが生まれるのです。

「美容」と「福祉」、あるいは「美容」と「介護」が手を結ぶことによって、より日本の介護は充実したものになるに違いありません。

代替療法の世界では、美容は「化粧療法」といわれ、化粧の生理的・心理的効果を利用して、元気を取り戻そうという試みが注目されています。介護の現場で、美容を積極的に取り入れるようになれば、お年寄りにいきいきとした感情や表情が戻り、積極性や自立性、社会性などが復活する可能性が大いにあります。

私はもう二〇年以上、病院や介護の現場でたくさんの方に美容を施してきましたが、その経験から「美容で延命」ということが大げさでなくありえると思っています。

科学的な根拠は、と聞かれると自信はありませんが、以前、ある化粧品メーカーと組んで、「化粧による高齢者の行動変容」について調査したことがあります。デイケアサービスを受けている人たちが対象です。

この調査では、女性の高齢者を介護の重度、中度、軽度の三つのグループに分け、それぞれ三回ずつ、私が作成した美容カリキュラムを実施しました。初回は、マッサージとスキンケアで、肌がやわらかくなって潤う感覚を実感してもらいます。二回目はファンデーションで肌を整え、眉を整え、軽くリップを塗り、最後はチークやアイメイクで粧うメイクをしてもらいます。

その結果、どんな変化があったかというと――。

まず、着ている洋服の色が黒やグレー、茶など地味な色だったのが、ピンクやブルーなど明るい色に変化しました。そして、表情が明るくなり、笑顔が見られるようになったのも大きな変化でした。なかでも印象に残っているのは、化粧をすることによって、意識が二〇歳ぐらい若くなるということです。

八〇歳のひとは六〇歳のような気分になり、その当時の話を熱心にし始めるのです。ところが、なかには昔の自分にさかのぼれないひとがいます。昔からおしゃれに興味がなかったひとは、戻る場所がないようなのです。

そういうひとは、化粧をしてもあまり変化が見られませんでした。おしゃれに気をつかって過ごしていたひとは、ちょっとお化粧をすると、すぐに若々しさを取り戻して、「もう一度お化粧しようかしら」などといって前向きになります。

その違いがいちばん印象に残りました。

全九回、およそ二か月間かけて実施した調査でしたが、一人、劇的な変化を見せた女性がいました。彼女は少女時代をドイツで過ごした方で、私たちがお会いした折は、意識がそのドイツ時代に戻った状態で、ドイツ語しか書きませんでした（話す言葉は日本語です）。

ここでは仮に、ハルさんとしておきます。

偶然にも、最後の訪問の日はその方の誕生日でした。お祝いにフルメイクをしてあげてくださいと頼まれました。事前にスタッフから、このひとは目が見えないと教わっていたのですが、最初にまず爪をきれいにして、マニキュアをしました。

「ハルさん、マニキュアをしましたよ。どうですか、見えますか？」

というと、

「見えないの。わたし、見えないの」

と首を振ります。

「よく見てください、ハルさん」

もう一度いうと、

「光ってる！」

そうはっきり口にしたのです。スタッフ一同、みんな驚きと喜びで「見えたんですね！すごい！」と歓声を上げました。

私はこの方は見えないのではなく、見ようとしなかっただけではないかと思い、続いて顔にホットタオルをあてて、サッと五分でメイクをしました。そして、鏡を手渡し、「ハルさん、お化粧しましたよ。見えますか？」というと、鏡におでこがぶつかりそうなくらいに顔を近づけて、見ようとしています。

「ピンク」

ハルさんは、今度はそういいました。ほんのりピンク色のチークとリップを塗ったので、それがいちばん目についたのでしょう。

そこにいるみんなが再び、見えたんですね、よかったですね！と声を挙げました。なんとも感動的な瞬間でした。

ハルさんは、「話せない」「見えない」ということで、ひとに優しくされたかったのかもしれません。自分が美しくなることで、自信を取り戻し、その必要がなくなったのです。

美容のもつパワーを強く実感した経験です。

●家族によるメイクのすすめ

いま私は、病気をしているひとや、介護が必要なひとへのメイクを一般家庭のなかで普及させたいと考えています。

その場合、ご家族の力を借りなくてはなりません。

最初はハンドマッサージだけでもいいでしょう。私が実践しているように、まず蒸しタオルで手を包み、血行をよくしてから、クリームをていねいに塗り、筋肉の走行にしたがって、ゆっくりとこわばりをほぐしていきます。指先はとくにこわばりやすいので、指と指の間を両手で包むようにしてマッサージしてください。きっと、その手から優しさが伝わり、痛みや苦しみが、ほんの少しかもしれませんが、緩和されるでしょう。

自分で手を動かせるひとでしたら、じゃあ、反対の手は自分でやってみましょうか、と促してください。自分で自分のことができるようになるのがリハビリにつながるのです。

「もうこのひとは老人だから、化粧など必要ない」と決めつけるのは間違いです。一日中パジャマのまま過ごさせない。朝起きたら、顔を洗って歯を磨くのをサポートし、洋服に着替えてもらう。うまく着替えられないひとには、家族が手伝ってあげる。

家族がいつでもサポートできるように、病院や施設の売店などで清潔さを保つためのスキンケア用品と、簡単なメイクセットを販売するのも一つの方法だと思います。
男性と女性でふさわしい道具が若干異なります。女性の肌には、やわらかいコットンがいいのですが、男性はひげがコットンに絡まってしまうので、ガーゼのほうが扱いやすいでしょう。

男性用と女性用と並べておき、家族が何かほかのものを買いにきたときに、「あ、自分にもできることがある」と気づくような工夫も必要です。

メイクというと抵抗を感じる男性も、清潔にするためのものだとわかれば、喜ばれるはずです。入院生活が長く、お風呂に入れないひとは、どれだけ身をきれいにしたいと思っていることでしょう。

たとえばお見舞いに行った娘さんがお父さんにやってあげて、「じゃあ、お父さん、この乳液とコットンやガーゼは置いておくから、自分でやってみてね」といって帰るのです。病室で手持ち無沙汰のときに、自分でやってみようとするひとも出てくるはずです。

●介護をするひともメイクを

看護師さんを対象とした講演会では、どんなに患者の看護で忙しかったとしても、髪の毛を振り乱して、眉間にしわを寄せながら対応するようではいけませんね、とお話ししています。看護師さん自身がやわらかい気持ちでいることが大事で、そのために美容の癒しの効果を利用しましょうとすすめています。

これは看護師さんに限った話ではなく、病気のひとの看病をする家族や、介護をする側にも通じる話です。時折、ボランティアで化粧っ気もなく、疲れ切った顔のひとを見かけると、「あなたよりも施設に入っているひとのほうがよほどきれいじゃないの?」とからかったりします(私の観察では、介護を受けているひとは、むずかしいことを考えずに過ごしているせいか、表情がやわらかく、肌も透き通っているひとが多いように思います)。

「相手の方から『申し訳ないですね』などといわれませんか?」と聞くと、「そうなんです。みなさん優しくて、気をつかってくれます」と漫才のような答えが返ってきます。「あなたが疲れているからお気の毒に思っているんですよ」と指摘すると、ハッとした顔をします。

自分が疲れていては、いい看護も介護もできません。自分にゆとりがあって初めて、他人に愛情を注げるのです。せっかく天使の心で接しようと思っているのに、「疲れているのに無理してきてくれたんでしょう、悪いわね」と相手に気をつかわせては台無しです。

ここ最近、疲れているなぁと思ったら、肌のお手入れに時間をかけてください。そうすることで、気持ちもやわらかくなり、ひとに愛情を注ぐ余裕が生まれます。

なかでもチークは、〝元気の呼び水〟です。血色のいい頬になると、「あら、私も元気じゃない」と錯覚を起こすのです。

私のアドバイスを実践したあるボランティアの女性が、長い手紙をくれて、「自分が天使になるためにメイクを続けます」と報告してくれました。

おわりに

写真家・藤井秀樹さんといえば、カミソリの刃のように鋭い人というイメージが浮かんできます。彼はマックスファクターの広告写真で一世を風靡（ふうび）した人です。

私は彼と「からだ化粧」の仕事をし、三冊の本にまとめています。メイクという仕事は後に残らない仕事ですが、こういうかたちで定着されたことに、深い喜びを感じました。一流のモデルたちが進んで参加してくれた、やりがいのある仕事でした。

藤井さんの、一途に仕事に賭ける姿勢に、たくさんのことを学びました。あるときは、京都ロケで特殊なメイクアップをほぼ完成まで漕ぎ着けたのに、モデルの仕事に向き合う姿勢がなっていない、とそのモデルを京都から東京に帰してしまったこともありました。

私は改めて藤井秀樹という写真家の凄さを見た気がしました。

後年、体調を崩し、何度も入退院を繰り返すようになりました。息子さんに病院に呼ばれて、奈良のパワーの出る水を差し上げ、おいしそうに飲んでいただいたのが、最後でした。

彼が亡くなり、感謝を込めて化粧をさせていただきました。品格のある、美しい顔ができ上がりました。奥様のことを藤井さんにならってママと私も呼んでいたのですが、ママとこんな話をしました。

「ママが知っている藤井さんと、私が知っている藤井さんを合わせると、彼の全体像がわかるわね」

彼とは四〇年の長きにわたって仕事をさせてもらいました。

本文には私が最期の化粧をした友人の、ほんの一部のことを書き記しました。ほかの方もみなさん、私の人生を支え、つくってくださった貴重な人ばかりです。

彼らにメイクの仕事でお別れができるなんて、小林照子はほんとうに幸せな女だなぁと思うのです。

もしかしたら、この本をお読みになられた方が、ご自分の近しい人に看取りの化粧をなさったとき、私と同じ思いを抱かれるかもしれません。

最期のお別れが十分にできて、幸せだ、と。

この本はたくさんの方のご厚意によって生まれたものです。とくに榛原総合病院の元院長の武井秀憲先生、同病院の元副看護部長の名波まり子さん、株式会社伊勢半の社長澤田晴子さん、エンゼルメイク研究会の小林光恵さん、同研究会の事務局を務める品川芳昭さんには深く感謝を申し上げます。

編集の木村隆司さん、山田真由美さんにもお礼を申し上げます。

小林照子（こばやし・てるこ）

一九三五年、東京都生まれ。メイクアップアーティストの草分けであり、第一人者。（株）コーセーで美容研究にたずさわり、「ナチュラルメイク」の化粧理論を確立し、化粧品開発でも多数のヒット商品を生む。女優から一般の女性まで何万人ものイメージづくりを手がけ、「魔法の手」と呼ばれる。一九九一年に美・ファイン研究所、九四年に「フロムハンド」メイクアップアカデミー、二〇一〇年に青山ビューティ学院高等部東京校を設立、二〇一三年四月、京都校開校。

方や、二五歳で初めて死化粧（エンゼルメイク）を施し、現在に至るまで友人・知人五〇数人に最期の化粧を行っている。二〇〇一年にエンゼルメイク研究会を設立し、病院をはじめ一般への普及活動を行っている。

二〇一二年一一月末現在、エンゼルメイクセットを導入している病院は三四〇に達する。

著書に『小林照子のメイクの力』（PHP研究所）などがある。

死に逝くひとへの化粧
エンゼルメイク誕生物語

二〇一三年二月一五日　初版印刷　二〇一三年三月一日　初版発行

著者◈
小林照子

編集◈
木村隆司［木村企画室］＋山田真由美

装幀◈
芦澤泰偉［芦澤泰偉事務所］

発行者◈
北山理子

発行所◈
株式会社太郎次郎社エディタス
東京都文京区本郷四-三-四-三階　郵便番号一一三-〇〇三三
電話〇三-三八一五-〇六〇五　FAX〇三-三八一五-〇六九八
http://www.tarojiro.co.jp/　電子メールtarojiro@tarojiro.co.jp

印刷・製本◈
大日本印刷

定価はカバーに表示してあります
ISBN978-4-8118-0758-4 C0095
© 2013, Printed in Japan

◈本のご案内

近藤 真◈著

大人のための恋歌の授業 〝君〟への想いを詩歌にのせて

和泉式部、寺山修司、河野裕子、ハイネ……。恋詠みの名手たちに愛の表現を学ぶ。珠玉の俳句・短歌・詩と作家の恋文を紹介。二一の創作課題をとおして、言葉を探しあてる喜びを味わう。「あの記憶」「この想い」を、きっとあなたも言葉にできる◈四六判・本体一六〇〇円＋税

安積遊歩◈著

いのちに贈る超自立論 すべてのからだは百点満点

「骨形成不全症」のレッテルを超えて生きる著者が語る、未来へのメッセージ。娘との日々、「治す」ことと「治る」こと、生殖技術といのちの選別……。からだのありようをそのままに受け入れ、すべてのいのちにラブ・コールを贈る◈四六判・本体一六〇〇円＋税

飯田基晴◈著

犬と猫と人間と いのちをめぐる旅

はじまりは、ひとりの「猫おばあちゃん」の思いだった――。日本で飼われている犬猫の数、約二六八四万匹。一方、「殺処分」されている犬猫は年間二八万匹以上。二〇〇九年秋に劇場公開され話題を呼んだ同名映画の取材過程を描いたドキュメント◈四六判・本体一五〇〇円＋税